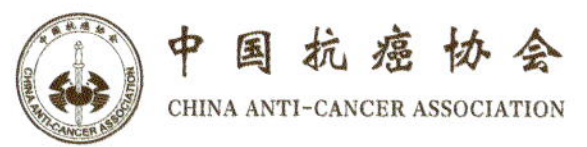

淋巴瘤

中国肿瘤整合诊治指南（CACA）

CACA GUIDELINES FOR HOLISTIC INTEGRATIVE MANAGEMENT OF CANCER

2025

丛书主编：樊代明

主　　编：张清媛　石远凯

天津出版传媒集团

天津科学技术出版社

图书在版编目(CIP)数据

淋巴瘤 / 张清媛，石远凯主编. -- 天津 : 天津科学技术出版社，2025. 2. --（中国肿瘤整合诊治指南 / 樊代明主编）. -- ISBN 978-7-5742-2706-4

Ⅰ. R733.4-62

中国国家版本馆CIP数据核字第2025NT3058号

中国肿瘤整合诊治指南.淋巴瘤

ZHONGGUO ZHONGLIU ZHENGHE ZHENZHI ZHINAN. LINBALIU

策划编辑：方　艳

责任编辑：张建锋

责任印制：兰　毅

出　　版：天津出版传媒集团
天津科学技术出版社

地　　址：天津市西康路35号

邮　　编：300051

电　　话：(022)23332390

网　　址：www.tjkjcbs.com.cn

发　　行：新华书店经销

印　　刷：天津中图印刷科技有限公司

开本 787×1092　1/32　印张9.625　字数170 000

2025年2月第1版第1次印刷

定价：76.00元

王树叶	王　昭	闻淑娟	吴辉菁	吴剑秋
吴　涛	伍　钢	邢晓静	徐　兵	徐　卫
许景艳	薛宏伟	颜晓菁	杨海燕	张　瑾
张　蕾	张利玲	张柳柳	张明智	张　薇
张伟京	张旭东	赵东陆	赵培起	赵　曙
赵文辉	周道斌	周　辉	周可树	周生余
周泽平	朱宏丽	邹德慧	邹立群	

目录

第一章

淋巴瘤的诊疗总则

第一节 概述

淋巴瘤是起源于淋巴结和淋巴组织的恶性肿瘤，其发病率逐年上升，严重威胁人类的健康。淋巴瘤病理类型复杂，异质性强，治疗策略和预后各不相同。临床上主要表现为无痛性淋巴结肿大，肝脾肿大，全身各组织器官均可受累，可伴发热、盗汗、消瘦、瘙痒等全身症状。根据病理类型不同分为非霍奇金淋巴瘤（NHL）和霍奇金淋巴瘤（HL）两类。NHL发病率远高于HL，是具有很强异质性的一组疾病。淋巴瘤的病因尚不清楚，一般认为，可能和病毒等微生物感染、放射线、化学药物、自身免疫病、基因突变等有关。我国淋巴瘤的发病率约为6.68/10万，且以每年3%~5%的比例增长，目前每年大约有10万例新发淋巴瘤患者，已成为我国男性前十大高发恶性肿瘤。

第二节 病理分类

1 淋巴瘤WHO分类及诊断原则

目前，淋巴瘤的类型区分和诊断标准主要是依据世界卫生组织（WHO）制订的造血和淋巴组织肿瘤分类（详见表1-1）。淋巴瘤病理诊断整合了组织形态、免疫组织化学染色、流式细胞分析、细胞遗传学以及分子生物学等多种辅助检测技术。迄今为止，组织病理学检查仍然是绝大部分淋巴瘤病例的确诊方法，而免疫组织化学染色则是判断肿瘤免疫表型以及检测部分遗传学异常的重要手段。所以，几乎所有淋巴瘤病例均需接受包括免疫组化在内的组织病理学检查之后方能确诊，部分病例的诊断和鉴别，还需辅以其他必要的检测技术。

独特的临床特点也是某些类型淋巴瘤确诊的重要依据，申请病理检查的临床医师有义务通过填写病理检查申请单提供必要的信息（包括患者的年龄、性别、活检部位等一般信息以及临床表现、影像学、内镜和其他实验室检查的主要阳性发现、既往诊断、治疗史等）。病理医师也可通过查阅电子病历、直接与临床医师沟通或参加多学科整合诊疗（MDT to HIM）讨论等多种形式获得相关信息。

表1-1 2016年修订第4版WHO造血和淋巴组织肿瘤分类

B细胞为主的瘤样病变	B细胞为主的瘤样病变	类似于淋巴瘤、富于B细胞的反应性淋巴组织增生 IgG4相关疾病 单中心性卡斯特曼病 特发性多中心性卡斯特曼病 KSHV/HHV8相关多中心性卡斯特曼病
前体B细胞肿瘤	B淋巴母细胞性白血病/淋巴瘤	B淋巴母细胞性白血病/淋巴瘤，NOS 伴有高超二倍体的B淋巴母细胞性白血病/淋巴瘤 伴有亚二倍体的B淋巴母细胞性白血病/淋巴瘤 伴有iAMP21的B淋巴母细胞性白血病/淋巴瘤 伴有BCR：：ABL1融合的B淋巴母细胞性白血病/淋巴瘤 伴有BCR：：ABL1样特征的B淋巴母细胞性白血病/淋巴瘤 伴有KMT2A重排的B淋巴母细胞性白血病/淋巴瘤 伴有ETV6：：RUNX1融合的B淋巴母细胞性白血病/淋巴瘤 伴有ETV6：：RUNX1样特征的B淋巴母细胞性白血病/淋巴瘤 伴有TCF3：：PBX1融合的B淋巴母细胞性白血病/淋巴瘤 伴有IGH：：IL3融合的B淋巴母细胞性白血病/淋巴瘤 伴有TCF3：：HLF融合的B淋巴母细胞性白血病/淋巴瘤 伴有其他明确定义遗传学异常的B淋巴母细胞性白血病/淋巴瘤

续表

成熟B细胞肿瘤	瘤前及肿瘤性小淋巴细胞性增生	单克隆性B细胞淋巴细胞增多症 慢性淋巴细胞性白血病/小淋巴细胞性淋巴瘤
	脾B细胞淋巴瘤及白血病	毛细胞白血病 脾边缘区淋巴瘤 脾弥漫性红髓小B细胞淋巴瘤 伴有明显核仁的脾B细胞淋巴瘤/白血病
	淋巴浆细胞性淋巴瘤	淋巴浆细胞性淋巴瘤
	边缘区淋巴瘤	黏膜相关淋巴组织结外边缘区淋巴瘤 原发性皮肤边缘区淋巴瘤 淋巴结边缘区淋巴瘤 儿童淋巴结边缘区淋巴瘤
	滤泡性淋巴瘤	原位滤泡性B细胞肿瘤 滤泡性淋巴瘤 儿童型滤泡性淋巴瘤 十二指肠型滤泡性淋巴瘤
	皮肤滤泡中心淋巴瘤	原发性皮肤滤泡中心淋巴瘤
	套细胞淋巴瘤	原位套细胞肿瘤 套细胞淋巴瘤 白血病性非淋巴结型套细胞淋巴瘤
	惰性B细胞淋巴瘤转化	惰性B细胞淋巴瘤转化

续表

成熟B细胞肿瘤	大B细胞淋巴瘤	弥漫性大B细胞淋巴瘤，NOS 富于T细胞/组织细胞的大B细胞淋巴瘤 伴有MYC和BCL2重排的弥漫性大B细胞淋巴瘤/高级别B细胞淋巴瘤 ALK阳性大B细胞淋巴瘤 伴有IRF4重排的大B细胞淋巴瘤 伴有11q异常的高级别B细胞淋巴瘤 淋巴瘤样肉芽肿病 EBV阳性弥漫性大B细胞淋巴瘤 慢性炎症相关性弥漫性大B细胞淋巴瘤 纤维素相关性大B细胞淋巴瘤 体液过载相关性大B细胞淋巴瘤 浆母细胞性淋巴瘤 原发性免疫赦免部位大B细胞淋巴瘤 原发性皮肤弥漫性大B细胞淋巴瘤，腿型 血管内大B细胞淋巴瘤 原发性纵隔大B细胞淋巴瘤 纵隔灰区淋巴瘤 高级别B细胞淋巴瘤，NOS
	伯基特淋巴瘤	伯基特淋巴瘤
	KSHV/HHV8相关性B细胞淋巴组织增生及淋巴瘤	原发性渗液淋巴瘤 KSHV/HHV8阳性弥漫性大B细胞淋巴瘤 KSHV/HHV8阳性嗜生发中心淋巴组织增生性疾病

续表

成熟B细胞肿瘤	免疫缺陷及失调相关性淋巴组织增生及淋巴瘤	发生于免疫缺陷/失调的增生 发生于免疫缺陷/失调的多形性淋巴组织增生性疾病 EBV阳性黏膜皮肤溃疡 发生于免疫缺陷/失调的淋巴瘤 免疫相关淋巴组织增生及淋巴瘤性先天性缺陷
	霍奇金淋巴瘤	经典型霍奇金淋巴瘤 结节性淋巴细胞为主型霍奇金淋巴瘤
浆细胞肿瘤及其他伴有副蛋白的疾病	单克隆性丙种球蛋白血症	冷凝结素病 意义不明的IgM型单克隆性丙种球蛋白血症 意义不明的非IgM型单克隆性丙种球蛋白血症 有肾脏意义的单克隆性丙种球蛋白血症
	伴有单克隆免疫球蛋白沉积的疾病	免疫球蛋白相关性（AL）淀粉样变性 单克隆性免疫球蛋白沉积症
	重链病	μ重链病 γ重链病 α重链病
	浆细胞肿瘤	浆细胞瘤 浆细胞骨髓瘤 伴有相关副肿瘤综合征的浆细胞肿瘤 -POEMS综合征 -TEMPI综合征 -AESOP综合征
T细胞为主的瘤样病变	T细胞为主的瘤样病变	菊池-藤本病 惰性T淋巴母细胞性增生 自身免疫性淋巴组织增生综合征

续表

前体T细胞肿瘤	T淋巴母细胞性淋巴瘤/白血病	T淋巴母细胞性淋巴瘤/白血病，NOS 早期T前体淋巴母细胞性淋巴瘤/白血病
成熟T细胞及NK细胞肿瘤	成熟T细胞及NK细胞白血病	T幼淋巴细胞性白血病 T大颗粒淋巴细胞性白血病 NK大颗粒淋巴细胞性白血病 成人T细胞白血病/淋巴瘤 塞扎里综合征 侵袭性NK细胞白血病
	原发性皮肤T细胞淋巴瘤	原发性皮肤CD4阳性小或中T细胞淋巴组织增生性疾病 原发性皮肤肢端CD8阳性淋巴组织增生性疾病 蕈样肉芽肿 原发性皮肤CD30阳性T细胞淋巴组织增生性疾病：淋巴瘤样丘疹病 原发性皮肤CD30阳性T细胞淋巴组织增生性疾病：原发性皮肤间变性大细胞淋巴瘤 皮下脂膜炎样T细胞淋巴瘤 原发性皮肤γ/δT细胞淋巴瘤 原发性皮肤CD8阳性侵袭性嗜表皮性细胞毒性T细胞淋巴瘤 原发性皮肤外周T细胞淋巴瘤，NOS
	肠道T细胞及NK细胞淋巴组织增生及淋巴瘤	胃肠道惰性T细胞淋巴瘤 胃肠道惰性NK细胞淋巴组织增生性疾病 肠病相关T细胞淋巴瘤 单形性嗜上皮性肠道T细胞淋巴瘤 肠道T细胞淋巴瘤，NOS
	肝脾T细胞淋巴瘤	肝脾T细胞淋巴瘤

续表

成熟T细胞及NK细胞肿瘤	间变性大细胞淋巴瘤	ALK阳性间变性大细胞淋巴瘤 ALK阴性间变性大细胞淋巴瘤 乳腺植入物相关性间变性大细胞淋巴瘤
	淋巴结滤泡辅助T（TFH）细胞淋巴瘤	淋巴结TFH细胞淋巴瘤，血管免疫母细胞型 淋巴结TFH细胞淋巴瘤，滤泡型 淋巴结TFH细胞淋巴瘤，NOS
	其他外周T细胞淋巴瘤	外周T细胞淋巴瘤，NOS
	EBV阳性NK细胞及T细胞淋巴瘤	EBV阳性淋巴结T细胞及NK细胞淋巴瘤 结外NK/T细胞淋巴瘤
	儿童EBV阳性T细胞及NK细胞淋巴组织增生及淋巴瘤	严重蚊虫叮咬过敏 水疱-痘疮淋巴组织增生性疾病 系统性慢性活动性EBV疾病 儿童系统性EBV阳性T细胞淋巴瘤
淋巴组织间质源性肿瘤	间叶树突细胞肿瘤	滤泡树突细胞肉瘤 EBV阳性炎性滤泡树突细胞肉瘤 纤维母细胞性网状细胞肿瘤
	肌纤维母细胞性肿瘤	淋巴结内栅栏状肌纤维母细胞瘤

续表

淋巴组织间质源性肿瘤	脾特异性血管-间质肿瘤	窦岸细胞血管瘤 脾错构瘤 脾硬化性血管瘤样结节性转化
树突细胞及组织细胞肿瘤	浆细胞样树突细胞肿瘤	与髓细胞肿瘤相关的成熟浆细胞样树突细胞增生 母细胞性浆细胞样树突细胞肿瘤
树突细胞及组织细胞肿瘤	朗格汉斯细胞及其他树突细胞肿瘤	朗格汉斯细胞肿瘤 朗格汉斯细胞组织细胞增生症 朗格汉斯细胞肉瘤 其他树突细胞肿瘤 未确定树突细胞肿瘤 交指树突细胞肉瘤
	组织细胞/巨噬细胞肿瘤	幼年性黄色肉芽肿 埃尔德海姆-切斯特病 罗赛-多夫曼病 ALK阳性组织细胞增生症 组织细胞肉瘤

2 活检与制片

2.1 标本获得

淋巴瘤首次病理诊断必须根据切除或切取活检所获得的组织标本做出。足量、合格的诊断性组织是对淋巴瘤进行形态观察以及开展免疫表型和遗传学研究的基础，必要时应重复活检。淋巴结或某些结外病灶的完整切除标本，有助于病理医师对整个病变进行全面评估，且有足量的组织用于辅助检查，是诊断淋巴瘤最为理想的标本。如有多个解剖区域的淋巴结病灶，一般宜选择颈部病灶。对难以完整切除的病灶，可通过开放手术、内镜下活检或空芯针穿刺等方法获得小块组织样本供病理学检查，多数也能满足诊断需要。一般而言，细针吸取细胞学检查不能作为淋巴瘤的首诊依据，但可用于淋巴瘤疑似病例的初筛以及部分确诊病例可疑或复发病灶的确认，在某些特定情形下（例如：非实体性淋巴肿瘤、体液标本或获得病变组织较为困难时），细胞学检查亦可用于疾病诊断，但常需辅以细胞块制作、免疫组化、流式细胞或细胞遗传学分析等辅助检查。

2.2 组织处理

原则上，所有淋巴结或体积较大的淋巴瘤组织标本均应在新鲜、湿润状态下尽快送到病理科处理，不能及时送检的标本可用生理盐水湿纱布包裹后放置4℃冰箱短暂保存。病理科在接收标本后应尽快处理。较大的淋巴结标本应垂直其长轴做平行切分（每片组织厚度0.3~0.5cm），小于1cm的淋巴结可沿淋巴结长轴最大面对剖。可先行快速病理检查（冷冻切片或印片）以初判是否淋巴造血组织肿瘤，对疑似淋巴瘤的病例，应选择1~2片最大的组织标本浸于4%中性甲醛溶液固定，固定时间常为12~24小时，及时和适当时间的固定是制作高质量淋巴瘤组织切片的重要前提。剩余组织可分别用于生物样本库存档、流式细胞分析、细胞遗传学检查、病原微生物检测等。对非淋巴瘤或疑似感染性病变的标本，应尽快将所有组织固定。对体积较小的切取、钳取或穿刺活检标本，应先固定，然后再送病理科检查。对骨髓活检标本，还应在固定后进行脱钙处理。标本组织固定后还需脱水、透明、浸蜡、包埋等程序化加工才能制作切片，上述组织处理步骤目前多在自动组织处理仪中完成。

2.3 切片制作

高质量的常规苏木精-伊红（HE）染色切片是淋巴瘤病理诊断的重要依据。HE染色切片质量优劣与否，取决于组织处理、切片、染色、封固等诸多技术环节的质量控制。其中，及时而充分的固定、浸蜡前彻底脱水以及封片前透明这些步骤尤为关键，切片厚度以2~4μm为宜。概括而言，一张高质量的切片，应该达到组织固定良好、组织平整、无刀痕或气泡、染色鲜艳、组织及细胞结构清晰、封固良好等技术要求。

术中冷冻切片检查对初步区分淋巴瘤与非淋巴造血组织肿瘤有一定价值，但常不足以确诊淋巴瘤。淋巴瘤印片检查是组织切片检查的有益补充，以其方法简便、操作快捷而常被用于淋巴瘤的快速筛查。

3 组织病理学检查

3.1 组织学形态分析

基于常规HE染色切片的组织形态分析尤为重要。一方面，特征性的形态改变本身就对某些类型淋巴瘤的诊断有着决定性提示作用；另一方面，相当多的辅助检查（例如：免疫表型分析、分子遗传学检测等）都必须在形态分析的基础上合理选择和使用。概括而言，淋巴瘤组织形态分析的基本原则和其他实体肿瘤相似，恶性肿瘤的一些共同特性，例如瘤细胞的异型性和破坏性生长等，在各种淋巴瘤中也有相应的表现，且常是淋巴瘤和反应性病变鉴别的重要依据。需要指出的是，淋巴瘤的形态分析通常离不开免疫组化染色的帮助。

3.2 免疫组化检查

（1）免疫组化的作用

免疫组化检查对淋巴瘤诊断与鉴别诊断的作用主要体现在以下几个方面：①判断肿瘤的细胞系（例如：B细胞或T、NK细胞淋巴瘤）；②判断肿瘤性免疫细胞的分化阶段和成熟程度（例如：淋巴母细胞淋巴瘤与外周B/T细胞淋巴瘤、滤泡性淋巴瘤与边缘区淋巴瘤等）；③检测某些遗传学改变（例如：CCND1、ALK等基因易位所导致的蛋白异常表达）；④鉴别良、恶性疾病（例如：通过检测免疫球蛋白轻链有否限制性表达来判断B细胞/浆细胞是否克隆性增生）；⑤检测病原微生物（例如：EBV、HHV8、幽门螺杆菌等）；⑥为临床免疫或靶向治疗提供依据（例如：CD20、CD30、CD19、CD38、PD-L1、ALK等靶点的检测）；⑦提示疾病预后（例如：通过检测CD10、BCL6、MUM1等指标来区分弥漫性大B细胞淋巴瘤的COO分型；通过检测MYC与BCL2蛋白表达水平来甄别“双表达”淋巴瘤）。

（2）常用标志物

可用于淋巴瘤石蜡包埋组织免疫染色的常用标志物包括以下几大类：①白细胞共同抗原（CD45/LCA）；②B细胞相关标记物，例如CD20、CD79a、CD19、PAX5、Oct-2、BOB.1、κ、λ、IgG、IgG4、IgM、IgA、IgD、CD38、CD138、CD23等；③T细胞/NK细胞相关标记物，例如CD3、CD2、CD5、CD7、CD4、CD8、CD43、CD45RO、CD56、CD57、细胞毒性分子（包括TIA-1、颗粒酶B、穿孔素）、T细胞受体蛋白（例如βF1、TCRG）等；④淋巴细胞活化/分化相关标记物，例如CD30、TdT、CD99、CD10、BCL6、MUM1等；⑤肿瘤基因和增殖相关标记物，例如ALK、BCL2、BCL10、cyclin D1、MYC、TP53、Ki-67等；⑥组织细胞、树突细胞及髓系相关标记物，例如CD68（KP1、

PGM1）、CD163、溶菌酶、髓过氧化物酶（MPO）、CD15、CD123、CD117、CD21、CD35、S-100、CD1a、CD207/langerin等；⑦微生物标志物，例如EB病毒（EBV）-LMP1、HHV8等；⑧其他，例如EMA、细胞角蛋白、LEF1、MNDA、PD1、PD-L1、CXCL13等。

（3）免疫组化诊断注意事项

①免疫组化检查首先应确保染色质量，一定要从组织处理、制片、抗原修复、抗体选择、染色程序等诸多环节加强监控，并通过设置合理的阳性对照作平行染色，以确保染色质量稳定保持在较高水平。②要熟悉各类淋巴瘤组织学形态和免疫表型，在形态分析基础上，有所针对地选择必要的抗体组合来证实诊断或帮助鉴别，不应使用抗体“大套餐”作过度检测。③应学会正确判读免疫组化染色结果。这就要求病理医师做到：（a）熟悉各种抗体的预期染色结果，并通过适当内、外对照来判断染色成功与否；（b）在形态分析基础上正确判断何种细胞成分表达何种抗原；（c）熟悉各种抗体的反应谱系和适用范围，避免片面或错误解读阳性结果。

（4）常用标志物组合的选择

①对需做免疫组化的淋巴组织增生性病变，几乎所有病例都需要检测CD20、CD3和Ki-67。这一组合

能够突显淋巴组织的免疫结构，有助于良、恶性病变的鉴别，并能提示淋巴瘤的细胞系起源；②对呈滤泡/结节状生长模式的病变，可选择CD10、BCL6、CD21、Ki-67等指标来显示结节和淋巴滤泡的关系；③对疑似小B细胞肿瘤性病变（包括低级别滤泡性淋巴瘤、慢性淋巴细胞性白血病/小淋巴细胞性淋巴瘤、套细胞淋巴瘤、边缘区淋巴瘤等），可选用CD10、BCL6、CD5、CD23、cyclin D1、SOX11、LEF1和MNDA这一组指标予以鉴别诊断；④对富含浆细胞的病变，可检测免疫球蛋白轻链（κ/λ）有无限制性表达以区分良、恶性；⑤对疑似高侵袭性成熟B细胞肿瘤的病变[包括绝大部分弥漫性大B细胞淋巴瘤、伯基特淋巴瘤以及具有前二者中间特征的B细胞淋巴瘤（BCLU）或高级别B细胞淋巴瘤（HGBL）、高级别滤泡性淋巴瘤等]，选用CD10、BCL6、BCL2、MUM1、MYC这一组指标（并结合细胞遗传学检查）有助确诊并区分亚型；EBV-LMP1、CD5和TP53的检测对于弥漫性大B细胞淋巴瘤有预后意义；⑥对疑似T细胞或NK细胞肿瘤的病变，可选择性检测CD2、CD5、CD7、CD4、CD8、CD10、CD30、CD56、ALK、CXCL13、PD1、T细胞受体蛋白、细胞毒性分子等标志物并行EBER原位杂交来帮助判断肿瘤类型；⑦对经典型霍奇金淋巴瘤或类似病变（例如：具有经典型霍奇金淋巴瘤和弥漫性大B细胞淋巴瘤中间特征的灰区淋巴瘤、结节性淋巴细胞为主型霍奇金淋巴瘤、富于T细胞/组织细胞的大B细胞淋巴瘤等），可选用CD20、PAX5、Oct-2、BOB.1、CD30、CD15、EBV-LMP1（或EBER）、EMA、IgD、PD1等指标组合，此外，还应注意部分外周T细胞淋巴瘤也可伴有霍奇金样异型大B细胞浸润，增生的T细胞有无异型性、是否克隆性增生是鉴别诊断的关键；⑧富于细胞的经典型霍奇金淋巴瘤与ALK阴性的间变性大细胞淋巴瘤有时不易区分，检测B、T细胞系标志物、细胞毒分子并结合IG、TCR基因重排检测会有帮助。⑨对混合B、T细胞增生性病变，应结合形态分析正确区分肿瘤细胞和反应性成分。少数情况下，也不排除组合表型的淋巴瘤可能，但诊断后者应有充分的病理学和分子遗传学证据；⑩对形态高度疑似淋巴造血组织肿瘤、但CD20和CD3均不表达的病变，通常需要检测部分“二线”细胞系标志物（例如：CD79a、PAX5、CD19、Oct-2、BOB.1、浆细胞相关抗原、CD3以外的全T细胞抗原以及CD43、CD68、MPO等髓细胞标志物等）帮助判别细胞系。

4 流式细胞术分析

基于流式细胞技术的免疫表型分析也是淋巴瘤诊断和分型的重要手段，有技术条件的病理实验室应积极开展。相比免疫组化，流式细胞术具有敏感度高、特异性强、检测周期短等特点，特别是对判断B、T细胞的克隆性增生、抗原表达水平以及小B细胞类肿瘤鉴别诊断等方面具有独特优势，弱点在于不能结合组织学形态分析（免疫组化可以在原位标记抗原）、不适合检测部分定位于细胞核或细胞浆内的抗原（例如：BCL6、MUM1、cyclin D1、Ki-67、BCL2等）、对霍奇金淋巴瘤等肿瘤细胞较少的病变以及T细胞或NK细胞肿瘤的甄别能力不如免疫组化强。此外，流式细胞分析需要细胞悬液或由新鲜组织制备的单细胞悬液标本，不常规留用新鲜组织标本的单位无法开展这项技术，细胞悬液标本也不像组织块那样可以长期保存，故而流式细胞术不能用于回顾性研究。

5 遗传学与分子病理检测

淋巴瘤中抗原受体基因（IG、TCR）的克隆性基因重排、非随机、类型相关性染色体及基因异常、特定病原微生物感染等不仅对研究肿瘤的发生、发展机制具重要意义，也是精确诊断疾病、指导规范治疗及预测预后必不可少的工具。常用淋巴瘤遗传与分子病理检测方法包括聚合酶链反应（PCR，包括RT-PCR、RQ-PCR等）和Sanger测序技术、荧光原位杂交（FISH）、原位杂交（ISH）、核型分析（包括G显带、

M-FISH、SKY等）以及基因表达谱（GEP）、二代测序（NGS）等高通量检测技术。

5.1 克隆性IG和TCR基因重排检测

（1）方法

多数实验室采用PCR法并应用BIOMED-2引物组检测，以毛细管电泳基因扫描分析结果（或PAGE电泳异源双链分析）。

（2）适用范围

绝大部分淋巴组织增生性病变根据形态特征并结合免疫组化检查和临床特点便能确诊，无需开展这项检测。仅在少数情形下，克隆性IG和TCR基因重排检测对于淋巴瘤的诊断与鉴别、瘤细胞系确定以及克隆相关性分析具有一定价值：①良、恶性较难鉴别的病变，例如，淋巴瘤局限或隐匿性累犯、形态异常不显著或缺乏特征性免疫表型的淋巴瘤（例如：在某些炎性疾病基础上发生瘤变的早期MALT型边缘区淋巴瘤、EBV相关淋巴瘤等）、小细胞性皮肤淋巴瘤早期病变等；②疑似淋巴瘤但标本组织较小较少，例如，不理想的穿刺活检或内镜活检标本、体液标本等；③某些特定病种的诊断与鉴别，例如，儿童型滤泡性淋巴瘤、淋巴瘤样丘疹病、水疱-痘疮样淋巴瘤等；④细胞构成较复杂或免疫标记难以区分细胞系的肿瘤，例如，肿瘤细胞异常表达CD20的外周T细胞淋巴瘤、伴有B细胞成分旺炽增生的外周T细胞淋巴瘤或B、T细胞组合性淋巴瘤等；⑤肿瘤克隆相关性分析，例如，判断弥漫性大B细胞淋巴瘤是否由之前滤泡性淋巴瘤转化而来；⑥微小残留病灶评估。

（3）判读结果注意事项

IG和TCR基因克隆性重排检测结果，一定要在组织病理学检查的背景下解读才有意义，如与形态或免疫组化证据不符，一般更倾向于组织学检查结论。判读基因重排结果，应注意以下事项：①克隆性增生不一定等于淋巴瘤，部分良性病变也可有淋巴细胞克隆性增生；②部分B或T细胞淋巴瘤（特别是淋巴母细胞性肿瘤、血管免疫母细胞性T细胞淋巴瘤等）IG和TCR基因重排检测结果存在谱系交叉，不足以判断瘤细胞系起源，此外，TCRB和TCRG基因重排也并不代表就是αβ和γδT细胞来源的肿瘤；③由于PCR技术的高敏性，标本组织中较少的细胞成分有时会产生假克隆或寡克隆，需与真性克隆性病变鉴别。④某些技术因素也会导致假阳性或假阴性结果。

5.2 FISH法检测非随机性染色体和基因异常

部分B细胞非霍奇金淋巴瘤亚型和少数T细胞淋巴瘤具有特征性的、非随机性染色体异常（例如：染色体易位、缺失等），并导致相关基因异常，检测这些遗传学异常，有助于病理诊断或预后评估。目前，

FISH是临床检测这些染色体/基因异常最常用的方法，也有多种针对染色体易位断裂区和基因缺失（或扩增）的商品化探针供应，针对易位的探针又包括融合探针和分离探针两种，分别是针对不同基因或同一基因断裂位点两侧序列而设计，前者例如t（14；18）（IgH/BCL2）、t（11；14）（IgH/CCND1）等，后者例如t（18q21）（BCL2）、t（3q27）（BCL6）、t（8q24）（MYC）、t（14q32）（IgH）、t（18q21.31）/MALT1等。需要指出的是，部分染色体易位/基因重排可通过更为简易、经济的免疫组化法予以间接提示，例如，套细胞淋巴瘤相关的t（11；14）和间变性大细胞淋巴瘤相关的t（2p23）就分别可以通过cyclin D1和ALK的免疫组化染色来加以显示，在这些情形下，FISH检测就并非必需。但对那些蛋白表达并不一定对应于基因异常的情形（例如：弥漫性大B细胞淋巴瘤中BCL2和/或BCL6与MYC基因重排检测、有BCL2基因易位但免疫组化结果阴性的滤泡性淋巴瘤等），FISH检测就是必要方法。此外，部分遗传学异常对应于肿瘤的生物学异质性，例如，伴有t（2p23）（ALK）、t（6p25）（DUSP22-IRF4）和t（3q28）（TP63）的间变性大细胞淋巴瘤以及伴有del（17p）、del（11q）、del（13q）、+12等异常的慢性淋巴细胞性白血病/小淋巴细胞性淋巴瘤就有着不同的生物学行为，通过FISH检测这些遗传学异常，能提示疾病预后，并指导治疗。

5.3 EBER原位杂交检测

EBV感染与多种良、恶性淋巴组织增生性疾病相关。EBER-1/2是EBV编码的两个小分子量早期核糖核酸，常高水平地表达于病毒感染的细胞核中。利用EBER探针作原位杂交可以敏感地在原位显示病毒感染，如结合细胞系标志物免疫染色作双重标记，还能显示病毒阳性细胞的表型。通过免疫组化检测EBV编码的部分蛋白抗原（例如：LMP1、LMP2A、EBNA等）虽也能显示病毒存在，但这些抗原的表达情况在病毒不同感染模式中有所不同（例如：EBV阳性的经典型霍奇金淋巴瘤通常表达LMP1，而EBV阳性的伯基特淋巴瘤则通常LMP1阴性），而EBER却是恒定表达的，且免疫组化检测灵敏度也往往不如原位杂交，因此，EBER原位杂交技术常被视作组织内原位检测EBV的“金标准”。

5.4 二代测序、基因表达谱等高通量技术检测

随着分子生物学研究深入，一些重现性基因突变（或其他异常）被发现在特定类型的淋巴瘤中高频发生，提示这些异常可能参与了肿瘤的发生、发展机制，其中，有不少特定的基因突变已被应用于淋巴瘤的诊断分型、预测预后，乃至辅助临床作治疗决策。近年来，Sanger测序、二代测序等技术被越来越多用

到淋巴瘤的分子病理诊断中，特别是高通量的二代测序技术具有单次实验能够检测多个基因变化以及多种遗传学异常（基因突变、易位、缺失等）的优势，大有替代其他测序技术的趋势。就淋巴瘤相关基因二代测序在临床应用而言，建议优先选择一组与诊断、预后判断和治疗选择密切相关的基因进行检测。基因表达谱是指一次同时定量检测特定组织中成千上万个基因的表达，再根据基因表达种类和丰度信息，构建出基因表达的数据表或谱型（或称指纹）。在淋巴瘤领域，弥漫性大B细胞淋巴瘤是第一种通过基因表达谱信息进行分子分型的肿瘤。此外，nCounter技术也能高度灵敏地定量检测多种样品类型（纯化总RNA、细胞和组织裂解液、石蜡包埋组织提取的RNA等）中的基因表达，该技术应用分子条形码和单分子成像来检测并计数单个反应中的几百个转录本，而不需要逆转录或扩增反应，直接数字化读出每一种mRNA的相对丰度。利用Nanostring平台的20基因检测（Lymph2Cx）研究已表明该项技术可对弥漫性大B细胞淋巴瘤石蜡包埋标本进行准确的分子分型。

第三节　分期

Ann Arbor-Cotswolds分期系统是传统的临床分期方法（详见附录表19-1），同时根据患者是否有全身

（B）症状分为A组和B组，B症状定义为：不明原因发热，体温>38℃连续3天以上，排除感染原因；夜间盗汗；体重于诊断前半年内下降10%以上；以上三者中出现任意一个即为B症状。目前，大多数类型淋巴瘤的分期采用Lugano分期标准（详见附录表19-2）。此外，慢性淋巴细胞白血病（CLL）采用Binet分期或Rai分期，皮肤蕈样霉菌病和Sézary综合征（Sézary syndrome）采用欧洲癌症研究与治疗组织（EORTC）的TNMB分期，其他原发皮肤淋巴瘤采用EORTC的TNM分期标准。

第四节　治疗前评估

淋巴瘤的治疗前评估主要包括病史采集及全面体检、实验室检查、影像学及病理学检查。

1　病史采集及全面体检

详尽的病史采集是做出正确诊断及病情评估的第一步，其中应特别注意患者有无B症状。体检时应注意淋巴结、肝脾触诊及有无骨骼压痛等。淋巴瘤常见症状有进行性无痛性淋巴结肿大、发热、夜间盗汗、体重下降、皮肤瘙痒、乏力等。淋巴瘤侵犯的淋巴结多表现为无痛、表面光滑、质韧饱满、早期活动度可。

2 实验室检查

患者在治疗前应行血常规、肝肾功能、乳酸脱氢酶（lactic dehydrogenase，LDH）、碱性磷酸酶、$β_2$-微球蛋白、电解质、血沉、免疫球蛋白和感染筛查，包括乙型肝炎病毒（hepatitis B virus，HBV）、丙型肝炎病毒（hepatitis C virus，HCV）、人类免疫缺陷病毒（human immunodeficiency Virus，HIV）、梅毒、EB病毒（Epstein-Barr virus，EBV）等，异常者需行病毒载量或确证实验等。治疗前还应行骨髓检查，包括骨髓涂片和骨髓活检，用于评估有无骨髓受侵。若存在中枢神经系统受侵风险则需行腰穿，检查项目包括脑脊液常规、生化和细胞学等，必要时可行脑脊液细胞因子（IL-6、IL-10）检查。胃淋巴瘤患者应行幽门螺旋杆菌（helicobacter pylori，Hp）检查；NK/T细胞淋巴瘤等EBV相关淋巴瘤患者应行外周血EBV的DNA定量检测。

3 影像检查

影像学检查包括计算机体层成像（Computed Tomography，CT）、正电子发射计算机断层显像（Positron Emission Tomography-Computed Tomography，PET/CT）、磁共振成像（magnetic resonance imaging，MRI）

等。CT是淋巴瘤分期与再分期、疗效评价和随诊常用的影像学检查方法，PET/CT一般用于淋巴瘤治疗前分期、代谢活性和治疗中期及治疗后疗效评价，对中枢神经系统、软组织、肝脏等病变推荐采用MRI检查。其他辅助检查包括超声、心电图、超声心动图、内窥镜、肺功能和同位素骨扫描等。高龄、有心血管系统基础疾病或拟使用蒽环类药物治疗者需定期行心电图和超声心动检查；拟用博来霉素或既往存在肺基础疾病者应行肺功能检查；有胃肠道受侵或可疑受侵、易发生胃肠道受侵的淋巴瘤亚型（如套细胞淋巴瘤、NK/T细胞淋巴瘤、伯基特淋巴瘤等）应行内窥镜检查等。

4 病理检查

病理检查是淋巴瘤确诊和分型的金标准。进行病理检查时应注意：①取材：选择增长迅速、质韧、饱满、PET/CT氟代脱氧葡萄糖（fluoro deoxy glucose，FDG）代谢活性高的肿大淋巴结尽量完整切除，术中应避免挤压组织，切取的组织应尽快固定。若淋巴结太大无法做到完整切除则建议行粗针穿刺细胞学检查，避免细针穿刺，活检部位一般宜选颈部、锁骨上和腋窝淋巴结等；②检查项目：应包括形态学、免疫组化（IHC）、荧光原位杂交（FISH）、流式细胞术、淋巴细胞抗原受体基因重排和其他分子病理学检测。

第五节　预后评价

大多数情况下，临床分期不是决定淋巴瘤预后的最关键因素，病理类型的预后价值更重要。此外，同一病理类型还可依据多项基线数据进一步判断预后，如国际预后指数评分（International Prognostic Index，IPI）是侵袭性淋巴瘤最常用的预后评估体系，年龄调整的IPI（age adjusted IPI，aaIPI）适合<60岁的患者（详见附录表19-3）。

第六节　疗效评价

疗效评价目前主要采用2014 Lugano标准（详见附录表19-4），分为基于CT和（或）MRI评价的影像学缓解和基于PET/CT评价的代谢缓解，Deauville标准PET 5分法评价代谢缓解程度（详见附录表19-5）。采用免疫检查点抑制剂等免疫治疗时，需采用免疫调节治疗相关疗效标准进行评价。

第七节　随访

1　随访原则

参照2014年Lugano会议推荐的随访标准。

2 随访内容

随访内容包括病史、体格检查、实验室检查、影像学检查。随访超过1年者，尽量减少不必要的CT或MRI检查，而以胸片或超声检查代替。通常不推荐PET/CT作为随访检查手段。参加临床试验的患者，按照相应试验项目要求进行随访。

3 随访频率

对霍奇金淋巴瘤和弥漫大B细胞淋巴瘤等可治愈的组织学类型，复发的可能性会随时间延长而减少，因此，随访的频率可逐渐减少，从最初的2年内每3个月一次，到接下来的3年内每6个月一次，然后每年一次，以监测晚期复发和治疗相关的不良反应。相比之下，滤泡性淋巴瘤、套细胞淋巴瘤和其他不可治愈的组织学类型，复发的可能性会随着时间推移持续增加，患者应每3~6个月进行随访观察，具体随访频率取决于治疗前的风险评估和治疗效果。当临床出现可疑复发征象时应立即检查，应对新出现的病灶尽量活检，以明确复发或者转化。

第二章

弥漫大B细胞淋巴瘤

第一节　概述

弥漫大B细胞淋巴瘤（diffuse Large B-cell Lymphoma，DLBCL）是NHL中最常见的类型，在西方国家约占NHL的30%~40%，在我国占比更高，约占NHL的50%。中位发病年龄为50~70岁，男性略高于女性。多数为原发，也可由惰性淋巴瘤转化而来。根据细胞起源，DLBCL分为生发中心型和非生发中心型。R-CHOP为基础的一线治疗方案，约60%的患者可达治愈，但仍有30%~40%的患者发展为复发难治，近年新的免疫靶向治疗药物有望改善患者的预后。

第二节　病理诊断分期

1　病理诊断

诊断DLBCL常规IHC标志物包括CD19、CD20、PAX5、CD3、CD5、CD79α、CyclinD1、Ki-67；常

表现为CD19（+）、CD20（+）、PAX5（+）、CD3（-）。通过检测基因表达谱，根据细胞起源（cell of origin，COO）的不同将DLBCL分为3类，即生发中心B细胞样（germinal center B-cell like，GCB）型、活化B细胞样型（activated B-cell like，ABC）和第3型。临床上常用Han's分型进行分类，分为GCB型及非生发中心B细胞样（non-germinal center B-cell like，non-GCB）型，其中GCB型的IHC表现为：①CD10（+）、不论BCL6和MUM1表达如何；②CD10（-）、BCL6（+）、MUM1（-）；其他情况均为non-GCB型。

2022年第5版WHO淋巴造血肿瘤分类将伴MYC和BCL2基因易位，即遗传学特征为同时存在MYC和BCL2基因重排的DLBCL列为一个独特分类，称为"双打击"DLBCL，也称为高级别B细胞淋巴瘤。"双表达"DLBCL，即MYC蛋白表达>40%，BCL2蛋白表达>50%。"双表达"DLBCL往往提示预后不良。

2 分期

参照2014 Lugano分期标准。

第三节　治疗

1　一线治疗

1.1　Ⅰ-Ⅱ期的一线治疗

（1）Ⅰ-Ⅱ期不伴大包块（最大径<7.5cm）者：可选择4~6个周期R-CHOP（利妥昔单抗+环磷酰胺+多柔比星+长春新碱+泼尼松）方案±受累部位放疗（involved site radiation therapy，ISRT）或4个周期R-CHOP方案化疗后序贯2个周期利妥昔单抗单药±ISRT。

（2）Ⅰ-Ⅱ期伴大包块（最大径≥7.5cm）者：一线推荐6周期R-CHOP方案化疗±ISRT，或6周期Pola-R-CHP（维泊妥珠单抗+利妥昔单抗、环磷酰胺、多柔比星、泼尼松）方案化疗后序贯2周期利妥昔单抗治疗。

（3）Ⅰ-Ⅱ期者在接受2~4周期R-CHOP方案或Pola-R-CHP方案化疗后推荐进行PET/CT检查以评估疗效，若疗效为完全缓解[PET阴性，five-point scale（5-PS）1~3分]，则继续原方案完成治疗；若疗效为部分缓解（PET阳性，5-PS 4分），参照复发或难治性DLBCL治疗或接受ISRT；若疾病进展（PET阳性，

5-PS 5分)，需再行活检确认，并按照复发或难治性DLBCL治疗。

1.2 Ⅲ-Ⅳ期的一线治疗

（1）对Ⅲ-Ⅳ期者，一线推荐参加合适的临床试验或R-CHOP方案或R-Pola-CHP方案（IPI≥2）化疗，也可选择DA-EPOCH-R（剂量调整的依托泊苷、长春新碱、多柔比星、环磷酰胺、泼尼松和利妥昔单抗）方案或R-CHOEP（利妥昔单抗、环磷酰胺、多柔比星、长春新碱、依托泊苷、泼尼松）方案。

（2）若选择R-CHOP方案治疗，需2~4周期后进行疗效评价。若治疗有效（疗效为完全缓解或部分缓解)，可继续R-CHOP方案治疗至6~8周期。

（3）6周期R-CHOP方案治疗结束后需再次全面复查评价疗效，若最终疗效为完全缓解，后续可选择随诊观察，或对初始大包块或孤立的骨受累病灶进行ISRT；若无效或疾病进展，需再次行活检确认，并按照复发或难治性DLBCL治疗。6周期R-Pola-CHP方案治疗结束后序贯2周期利妥昔单抗治疗。

总之，DLBCL的一线治疗是以R-CHOP方案为主的综合治疗，治疗方案详见表2-1。

表 2-1 初治 DLBCL 患者一线治疗方案

分层	Ⅰ级推荐	Ⅱ级推荐	Ⅲ级推荐
Ⅰ-Ⅱ期不伴大包块（最大径<7.5cm）	4~6 R-CHOP±ISRT 4 R-CHOP+2R±ISRT		
Ⅰ-Ⅱ期伴大包块（最大径≥7.5cm）	6 R-CHOP±ISRT 6 Pola-R-CHP + 2R（IPI≥2）	6 R-CHOPE	6 DA-EPOCH-R
Ⅲ-Ⅳ期	6~8 R-CHOP±ISRT 6R-Pola-CHP + 2R（IPI≥2）	6 R-CHOPE	6 DA-EPOCH-R

注：所有的患者如有合适的临床试验均推荐参与临床试验

1.3 特殊 DLBCL 的一线治疗

（1）存在 MYC/BCL2 双表达的 DLBCL：一线可选择西达本胺联合 R-CHOP 方案治疗。

（2）左室功能较差的 DLBCL：一线可选择 R-CEPP（利妥昔单抗、环磷酰胺、依托泊苷、泼尼松、甲基苄肼）方案、R-CDOP（利妥昔单抗、环磷酰胺、多柔比星脂质体、长春新碱、泼尼松）方案、R-CEOP（利妥昔单抗、环磷酰胺、依托泊苷、长春新碱、泼尼松）方案或 R-GCVP（利妥昔单抗、吉西他滨、环磷酰胺、长春新碱、泼尼松）方案等。

（3）体质较差和年龄大于 80 岁伴或不伴并发症者：一线治疗可选择 R-CEPP 方案、R-CDOP 方案、

R-mini-CHOP方案或R-GCVP方案等。

（4）存在中枢受侵的DLBCL患者：若为脑实质受累，需在R-CHOP方案化疗基础上加用静脉高剂量甲氨蝶呤（≥3g/m²）；若为脑膜受累，需鞘内注射甲氨蝶呤和（或）阿糖胞苷，也可在R-CHOP方案化疗基础上静脉加用甲氨蝶呤（3~3.5g/m²），或在R-CHOP方案联合鞘内注射后采用静脉甲氨蝶呤作为巩固治疗。

（5）中枢神经系统预防：CNS-IPI高危、HIV相关淋巴瘤、伴MYC和BCL2重排阳性的高级别B细胞淋巴瘤、原发睾丸DLBCL、原发皮肤DLBCL腿型、ⅠE期乳腺DLBCL，应考虑给予中枢神经系统预防。可用鞘内注射4~8周期的甲氨蝶呤和（或）阿糖胞苷，或静脉应用3~3.5g/m²甲氨蝶呤2~4周期进行中枢神经预防性治疗。

对原发中枢、原发纵隔、原发乳腺、原发睾丸的DLBCL，高级别B细胞淋巴瘤参照相应章节进行治疗。对高肿瘤负荷患者，应采取水化等措施预防肿瘤溶解综合征；对CNS-IPI高危患者，要进行鞘注等CNS预防。

2 复发/难治性DLBCL的治疗

2.1 适合移植的DLBCL

（1）适合移植的患者：可先进行二线方案治疗。二线治疗后获得完全缓解者，推荐高剂量化疗联合自体干细胞移植±ISRT或参加合适的临床试验，或异体造血干细胞移植，后者适用于自体外周血干细胞动员失败或持续骨髓受侵的患者。二线治疗获得部分缓解或疾病稳定或疾病进展者，若既往未用过抗CD19嵌合抗原受体T细胞（chimeric antigen receptor T-cell，CAR-T）治疗，可选择抗CD19 CAR-T细胞治疗，或参加临床试验，或给予其他二线治疗方案，或姑息性ISRT，或最佳支持治疗。

（2）适合移植患者的二线治疗方案包括：DHAP（地塞米松、顺铂、阿糖胞苷）±R（利妥昔单抗）方案、DHAX（地塞米松、阿糖胞苷、奥沙利铂）±R方案、GDP（吉西他滨、顺铂、地塞米松）±R方案、ICE（异环磷酰胺、卡铂、依托泊苷）±R方案、ES-HAP（依托泊苷、甲基强的松龙、高剂量阿糖胞苷、顺铂）±R方案、GemOx（吉西他滨、奥沙利铂）±R方案、MINE（依托泊苷、异环磷酰胺、美司钠、米托蒽醌）±R方案等。

2.2 不适合移植的DLBCL

（1）不适合移植的患者：如化疗后获得完全缓解，可随诊观察；获得部分缓解或疾病稳定或疾病进展者，若既往未接受过抗CD19 CAR-T细胞治疗，可选择抗CD19 CAR-T细胞治疗，或参加临床试验，或给予其他二线治疗方案，或姑息性ISRT，或最佳支持治疗。

（2）不适合移植患者的二线治疗方案：GemOx±R方案、CEPP±R方案、CEOP±R方案、DA-EPOCH±R方案、GDP±R方案、吉西他滨+长春瑞滨±R方案和利妥昔单抗单药方案、BR（苯达莫司汀、利妥昔单抗）、格菲妥单抗（glofitamab）、维泊妥珠单抗+BR、R2（来那度胺、利妥昔单抗）±BTK抑制剂、BTK抑制剂、塞利尼索（selinexor）、维布妥昔单抗（CD30阳性患者）、坦昔妥单抗等。

与标准二线治疗相比，CD19 CAR-T治疗能显著延长12个月内复发/难治DLBCL患者的PFS，但因治疗费用和患者的可及性问题，作为Ⅱ级推荐（表2-2）。DLBCL具体治疗方案见附录表19-19（1-20）。

表 2-2　复发难治 DLBCL 患者二线及后线治疗方案

分层	Ⅰ级推荐	Ⅱ级推荐	Ⅲ级推荐
适合移植	高剂量化疗联合自体干细胞移植±ISRT	CAR-T	异体造血干细胞移植（适用于自体外周血干细胞动员失败或持续骨髓受侵的患者）
不适合移植	DHAP±R DHAX±R GDP±R ICE±R ESHAP±R GemOx±R MINE±R DA-EPOCH±R 维泊妥珠单抗+BR	CAR-T BR 格菲妥单抗 R2±BTK 抑制剂 BTK 抑制剂 塞利尼索 坦昔妥单抗	

第四节　预后

IPI 是 DLBCL 患者预后的经典评价系统，aaIPI 适合<60 岁的患者（详见附录表 19-3）。另外，在 IPI 基础上将年龄和 LDH 进一步分层形成的 NCCN-IPI、修正的 IPI（revised international prognostic index，R-IPI）被认为能更准确地预测患者预后（详见附录表 19-4~表 19-7）。

第三章

高级别B细胞淋巴瘤

第一节 概述

高级别B细胞淋巴瘤（high grade B cell lymphoma，HGBL）是一种形态学和遗传学特点介于DLBCL和伯基特淋巴瘤（Burkitt's lymphoma，BL）之间的高度侵袭性淋巴瘤。2022年第5版WHO分类将HGBL分为：①伴有MYC和BCL2重排（不伴或伴有BCL6基因重排，即所谓“双打击”或“三打击”）的HGBL（HGBL-MYC/BCL2）；②伴有11q染色体异常的HGBL（HGBL-11q，伴有11q获得/缺失，形态、表型及基因表达谱类似于BL或其他HGBL，但无MYC重排，且基因突变特征不同于BL）；③除此之外的HGBL归为非特指型（HGBL-NOS）。仅伴有MYC和BCL6重排（但没有BCL2重排）的双打击淋巴瘤在新分类中不再归入伴有MYC和BCL6重排的HGBL，而是归入HGBL-NOS或DLBCL-NOS。HGBL发病率仅占非霍奇金淋巴瘤的1%~2%。

第二节　病理诊断分期

1　病理诊断

HGBL-MYC/BCL2瘤细胞弥漫性生长，形态多样，可呈BL样、母细胞样或介于DLBCL与BL之间的灰区形态。瘤细胞表达广谱B细胞抗原，绝大多数病例瘤细胞呈GCB免疫表型。诊断性分子异常需获得MYC和BCL2重排证据，可伴或不伴BCL6重排。但有MYC和BCL2重排的B细胞淋巴瘤不一定就是HGBL-MYC/BCL2。所有DLBCL-NOS在诊断前均推荐常规行MYC、BCL2和BCL6易位检测，至少需行MYC基因易位检测。

HGBL-11q瘤细胞形态与HGBL-MYC/BCL2有重叠，可呈BL样、母细胞样或介于DLBCL与BL之间的灰区形态。免疫表型：瘤细胞表达广谱B细胞标志物，CD10和BCL6阳性，Ki-67高表达（≥90%）。诊断性分子特征是MYC、BCL2、BCL6易位均阴性、11q23.3获得和11q24.1-端粒缺失，其中11q24.1-端粒缺失对诊断具有较高特异性，因此，当形态学、免疫表型符合HGBL-11q、又无MYC易位的病例，11q23.3获得阳性、11q24.1-端粒缺失阳性可诊断为HGBL-11q。

HGBL-NOS代表一类异质性的侵袭性成熟B细胞

淋巴瘤，瘤细胞弥漫性生长，可呈母细胞样、介于DLBCL与BL之间的灰区形态或BL样，常有“星空”现象。免疫表型：瘤细胞表达广谱B细胞标志物，大多数病例表达CD10、BCL6和BCL2，不恒定表达MUM1，大部分病例为GCB来源。HGBL-NOS必须排除HGBL-MYC/BCL2和HGBL-11q，形态学又不符合DLBCL-NOS的诊断要求，才能诊断为该类型。

2 分期

参照2014年Lugano分期标准。

第三节 治疗

1 治疗前评估

1.1 病史采集和体格检查

详尽的病史采集是做出正确诊断及病情评估的第一步，应特别注意患者有无发热、盗汗、体重减轻等B症状。体格检查时应格外注意浅表淋巴结、韦氏环、肝脾等部位。应注意患者是否存在中枢神经系统异常症状体征。

1.2 实验室检查

治疗前实验室检查项目包括血常规、生化全项、LDH、β_2-微球蛋白、电解质、血沉、尿便常规、病毒

（HBV、HCV、HIV、EB病毒及梅毒，异常者需完善病毒载量或行确证实验）指标、骨髓涂片和活检、外周血涂片等。HGBL患者中枢神经系统受侵风险较高，应进行脑脊液常规、生化、细胞学检查。育龄期妇女治疗前应行妊娠试验排除妊娠。男性患者应考虑生殖及精子储存问题及女性患者生殖功能的保护。

1.3 影像学及其他辅助检查

主要是明确病变范围，指导分期与预后，包括CT、MRI、PET/CT、心电图、肺功能、心脏超声和浅表淋巴结及腹部超声等。有中枢神经系统相关症状或中枢神经系统可疑受累患者建议行颅脑增强MRI检查，造影剂过敏者可考虑行颅脑平扫MRI，胃肠道受累行胃肠内镜检查。

2 初治高级别B细胞淋巴瘤

2.1 高级别B细胞淋巴瘤，伴有MYC和BCL2易位

表3-1 HGBL-MYC/BCL2患者治疗方案

分层	Ⅰ级推荐	Ⅱ级推荐	Ⅲ级推荐
初治	入组临床试验	DA-EPOCH-R方案（2A类） POLA+RCHP方案（2A类） RCHOP方案（IPI低危患者，2A类） RminiCHOP（老年/体弱，2A类） RHyper CVAD/MA方案（2A类） R-CODOX-M与R-IVAC交替方案（2A类）	早期患者可局部放疗作为巩固治疗（2B类） 大剂量化疗联合自体造血干细胞移植巩固治疗（2B类）

续表

分层	Ⅰ级推荐	Ⅱ级推荐	Ⅲ级推荐
复发/难治	按照复发/难治DLB-CL治疗		

对HGBL-MYC/BCL2患者，目前国内外尚未建立标准治疗方案。选择具体治疗方案时应考虑患者的体能情况及可能出现的并发症。首先推荐入组临床试验。对年轻、体能状态良好、能耐受较强烈化疗方案的患者，推荐应用DA-EPOCH-R，或R-HyperCVAD方案，或R-CODOX-M/R-IVAC方案。对体能状态差、无法耐受强化疗方案者，推荐应用维泊妥珠单抗联合R-CHP或R-CHOP（仅适合低危IPI患者）方案。对老年、体弱患者，可应用R-mini-CHOP方案。对早期局限性疾病，在达到完全缓解后推荐受累部位放疗作为巩固治疗。对疾病达到缓解患者，可考虑行自体造血干细胞移植作为巩固治疗。由于HGBL侵犯中枢神经系统的风险较高，推荐常规进行中枢神经系统预防。常用静脉输注大剂量甲氨蝶呤或鞘内注射单药甲氨蝶呤/甲氨蝶呤+阿糖胞苷。

2.2 高级别B细胞淋巴瘤，非特指型

表3-2 HGBL-NOS患者治疗方案

分层	Ⅰ级推荐	Ⅱ级推荐	Ⅲ级推荐
初治	入组临床试验	POLA+RCHP方案（2A类） DA-EPOCH-R方案（2A类） R-CHOP方案（2A类） R-miniCHOP（老年/体弱，2A类） RHyper CVAD/MA方案（2A类） R-CODOX-M与R-IVAC交替方案（2A类）	早期患者可局部放疗作为巩固治疗（2B类） 大剂量化疗联合自体造血干细胞移植巩固治疗（2B类）
复发/难治	按照复发/难治DLB-CL治疗		

HGBL-NOS患者目前国内外尚未建立标准治疗方案。首先推荐入组临床试验。一线治疗推荐DA-EPOCH-R、维泊妥珠单抗联合R-CHP或R-CHOP方案。另外推荐的方案包括：R-HyperCVAD方案、R-CODOX-M/R-IVAC方案，但在应用上述两种方案时应注意其潜在毒性、患者的体能状态及用药后可能出现的并发症。老年、体弱患者可以用R-mini-CHOP方案。对于早期局限性疾病，在患者达到完全缓解后推荐受累部位放疗作为巩固治疗。对疾病达到缓解的患者，可考虑行自体造血干细胞移植作为巩固治疗。中枢预

防策略同伴有HGBL-MYC/BCL2患者。

3 复发/难治高级别B细胞淋巴瘤

复发/难治HGBL整体的治疗原则遵循复发/难治DLBCL的治疗推荐，但自体/异基因造血干细胞移植在复发/难治的HGBL-MYC/BCL2患者的预后尚未明确。CAR-T细胞疗法可用于二线治疗后复发/难治性DLBCL患者，如阿基仑赛和瑞基奥仑赛。对原发耐药和早期复发患者，阿基仑赛在中国也已获批适应证。双特异性抗体格菲妥单抗也用于二线治疗后复发/难治性DLBCL患者。此外，Loncastuximab tesirine、Epcoritamab、Tafasitamab也已被FDA批准用于治疗复发/难治的DLBCL。HGBL具体治疗方案见附录表19-19(21-22)。

第四节 预后

HGBL患者常伴有多项高危临床特征，如LDH升高、Ann Arbor分期晚（Ⅲ~Ⅳ期）、中高危或高危IPI评分，结外受累（最常累及骨髓、外周血、中枢神经系统、胸腔积液、胃肠道）等。HGBL患者预后较差，中位OS在1年左右。

第四章

原发纵隔大B细胞淋巴瘤

第一节 概述

原发纵隔大B细胞淋巴瘤（primary mediastinal Large B-cell Lymphoma，PMBCL）是DLBCL的特殊亚型之一，约占非霍奇金淋巴瘤的2%~4%，占DLBCL的6%~10%。PMBCL好发于年轻女性，男女之比为1∶2，中位发病年龄为30~40岁。病变起源于胸腺髓质B细胞，常表现为前纵隔巨大肿块，可邻近侵犯到肺组织，常伴有上腔静脉综合征、胸腔或心包积液。大多数患者就诊时处于Ⅰ-Ⅱ期，初诊时大约80%患者的病变为局限累及，复发患者往往病变广泛。大部分PMBCL对化疗敏感，但强化免疫化疗方案疗效更好，可避免纵隔放疗引起的远期不良反应。

第二节 病理诊断分期

1 病理诊断

PMBCL的免疫表型与非特指型DLBCL相似，常表达B细胞相关抗原，如CD19、CD20、CD22、CD79a、PAX5和CD45，但常缺乏膜表面和胞质免疫球蛋白表达，更常见表达CD23、弱表达CD30，且多有PD-L1/2表达水平升高。

PMBCL的基因表达谱不同于非特指型DLBCL，而与经典型霍奇金淋巴瘤（CHL）有部分重叠。应注意与介于PMBCL和CHL之间的灰区淋巴瘤（GZL）进行鉴别。分子遗传学异常包括NF-KB、JAK/STAT通路异常活化，PD-L1/2扩增或9P24.1获得，以及MHC Ⅱ相关分子缺陷。最新研究发现，具有CD58突变的患者预后差，约占31%。高IPI评分伴有CD58突变者，5年PFS仅41%、5年OS为58%，特别是未采用强化方案治疗者预后更差，CD58野生型分别为76%和83%，而DUSP2突变患者预后相对较好。确诊PMBCL需要结合病理特征和临床表现进行整合判断。

2 分期

参照2014 Lugano分期标准。

第三节 治疗

1 治疗前评估

PMBCL治疗前的检查，包括常规的血液学检查、骨髓检查等，同DLBCL。因PMBCL的好发年龄为育龄期，治疗前应与有经验生殖专家讨论生育问题，必要时采取精子或卵子冻存法保存生育功能，治疗期间应采取有效避孕措施。

2 一线治疗原则

PMBCL的一线治疗推荐包括利妥昔单抗及含蒽环类药物的整合方案，如R-CHOP，或强化方案DA-EPOCH-R等。因缺乏随机对照临床试验，目前尚无国际公认的一线治疗标准方案。建议PMBCL患者完成免疫化疗后至少4~6周，或放疗后2~3个月行PET/CT检查，采用Deauville 5分法进行PET/CT评估。标准剂量免疫化疗后，PET阴性（DS 1-3分）患者，后续观察随访（R-CHOP后也可选择放疗ISRT 30Gy）；PET阳性（DS 4分）患者，补充局部放疗；PET阳性（DS 5分），建议重新取活检明确是否为复发/难治患者。FDG摄取阳性的患者应除外假阳性，如治疗后炎性反应、胸腺增生等。

根据小样本Ⅱ期临床试验结果，接受DA-EPOCH-R治疗后获得PET/CT完全代谢缓解（CMR）的患者，可以免除放疗。IELSG 37研究是一项随机对照Ⅲ期临床试验，中位随访30个月的中期分析结果显示，接受含利妥昔单抗和蒽环类药物的联合化疗后达到CMR的患者，补充放疗对比观察的PFS无显著差别。

3 难治/复发PMBL的治疗原则

复发/难治PMBCL的治疗策略同复发/难治DLBCL，鼓励患者参加临床试验。挽救治疗包括非交叉耐药的联合化疗+自体造血干细胞移植巩固。挽救方案可选择ICE、DHAP、MINE、ESHAP等，根据耐药情况加或不加利妥昔单抗。先前未接受过放疗的患者可在移植后补充纵隔放疗。一线治疗未接受过放疗，单纯纵隔局限复发的患者，可选择纵隔放疗作为挽救治疗。二线挽救治疗失败的患者可选择新的治疗方法。帕博利珠单抗已被FDA批准用于治疗复发/难治的PMBCL，PD-L1高表达者疗效较好。一项小样本临床研究报告，纳武单抗联合维布妥昔单抗治疗复发难治的PMBCL，ORR 73%、CR 37%；可作为自体移植前的桥接治疗。国家药监局已批准了抗CD19 CAR-T细胞治疗复发/难治B细胞淋巴瘤，其中包括PMBCL患者。格菲妥单抗已获批适用治疗既往接受过至少两线系统治疗的复发或难治性弥漫大B细胞淋巴瘤，其全球关键研究病例中包括6例PMBCL患者，完全缓解率50%。

表 4-1 初治 PMBCL 患者治疗方案

Ⅰ级推荐	Ⅱ级推荐	Ⅲ级推荐
CHOP×6 周期+累及部位放疗（2A 类） DA-EPOCH-R×6 周期±累及部位放疗（2A 类）		

表 4-2 复发/难治 PMBCL 患者治疗方案

分层	Ⅰ级推荐	Ⅱ级推荐	Ⅲ级推荐
适合大剂量化疗	参加临床试验 挽救化疗：ICE ± R、R-DHAP ± R、MINE±R、ES-HAP ± R（2A 类）加纵隔放疗（既往未放疗）；接受移植患者可在移植后放疗（2A 类）	联合自体造血干细胞移植（2A 类）	
不适合大剂量化疗	参加临床试验 姑息化疗：GDP ± R、GE-MOX±R 等	姑息放疗	
≥2 次复发/进展	参加临床试验	抗 PD-1 单抗卡瑞利珠单抗+GVD	具备开展 CAR-T 治疗条件的指定医院可进行抗 CD19 CAR-T 细胞治疗、glofitamab

第四节 预后

PMBCL 患者的 5 年生存率约为 85%，预后和其他类型的DLBCL相当甚至略好。研究发现，起源于后纵隔的PMBCL患者预后最差。然而，由于起源于后纵隔的患者相对较少，需要进一步研究来证实这一发现。PMBCL复发出现较早，大多发生在治疗中进展或12个月内复发，超过18个月复发少见。

第五章

原发中枢神经系统淋巴瘤

第一节 概述

原发中枢神经系统淋巴瘤（primary central nervous system lymphoma，PCNSL）是少见的非霍奇金淋巴瘤，好发于老年人，男性多于女性，中位发病年龄为65岁，95%以上患者病理类型为DLBCL。主要临床表现为颅内占位引起的头痛、感觉异常、运动障碍、神志异常等症状，小部分患者表现为脊髓及神经根病变。对仅累及视网膜、玻璃体等眼部结构的类型，称为原发眼内淋巴瘤，也属于PCNSL。立体定向导航脑组织穿刺活检是常用的诊断途径，部分患者通过术后获病理确诊。治疗以能透过血脑屏障的化疗药物为主，放疗为辅，手术不常规推荐。PCNSL预后差，5年生存率仅为29.9%。

第二节　病理诊断分期

1　病理诊断

立体定向活检是PCNSL常用的病理诊断方法，PCNSL大多为non GCB型，免疫组化呈PAX5、CD19、CD20、CD33和CD79a阳性，大多数细胞呈BCL6（60%~80%）和MUM1/IRF4（90%）阳性，而CD38和CD138呈阴性。在PCNSL中，CD10阳性率常低于10%，增殖指标Ki-67多在70%~90%之间，分子病理表型多数与活化B细胞淋巴瘤的MCD亚型相同。糖皮质激素会影响诊断，活检前应尽量避免或减少其使用。部分PCNSL患者出现脑脊膜或脑脊液播散，约15%患者脑脊液细胞学或流式细胞术检测阳性。

2　分期

目前尚无针对PCNSL的分期系统。

第三节　治疗

治疗前需对确诊PCNSL患者行全面评估，包括：身体状况、认知功能、心肺等器官功能评价。评价方法包括颅脑增强MRI、PET/CT、腰椎穿刺及脑脊液检查、骨髓检查。需进行眼科裂隙灯、眼底镜检查评估是否有眼部受累。

1 初始治疗

PCNSL一经诊断应尽快治疗。糖皮质激素可迅速缓解症状，但若未经化疗或放疗，肿瘤多在短期内复发。在肿瘤组织活检前，不推荐使用皮质激素类药物，除非颅内高压危及生命。手术治疗会延误化疗时机且易引起手术相关并发症，不作为常规推荐。全颅脑放疗曾是PCNSL的标准疗法，总反应率达80%以上，但多数患者复发迅速，总生存期仅为12~17个月，目前WBRT已不再作为一线治疗选择。

因本病罕见，高质量的研究相对缺乏。大剂量甲氨蝶呤（≥3g/m^2）可有效通过血脑屏障，是治疗PCNSL最有效的药物。一线诱导化疗首选能透过血脑屏障的药物，Ⅰ级推荐含大剂量甲氨蝶呤的诱导方案，可联合利妥昔单抗、大剂量阿糖胞苷、替莫唑胺、噻替哌等以提高疗效，大剂量MTX联合来那度胺、伊布替尼等新药的Ⅰ期临床研究也显示较高的疾病缓解率。诱导化疗后获得CR或CRu的患者可通过自体造血干细胞移植、全颅脑放疗等方式进行巩固治疗。无法耐受清髓化疗或不接受与WBRT相关神经毒性风险的患者，采用替莫唑胺或来那度胺维持，也可延长无进展生存期。限于原发眼内淋巴瘤的罕见性，治疗方面缺少共识，局部治疗（眼内注射甲氨蝶呤、眼部放疗）以及全身治疗（大剂量甲氨蝶呤为基础的化疗）均有应用。

2 复发/难治患者的治疗

复发/难治的PCNSL，首选推荐参加临床试验。根据初始治疗方案及复发时间决定后续治疗选择，但尚无最佳方案推荐。一线使用甲氨蝶呤方案，且疗效维持1年以上，可再次使用大剂量甲氨蝶呤；若为早期复发，应转换为全脑放疗或其他二线方案。如能获得缓解，自体造血干细胞移植亦可作为巩固治疗。免疫治疗、信号通路阻断等多种疗法可用于复发/难治性PCNSL挽救治疗。近年多项研究发现MYD88等突变在PCNSL以较高频率存在，BTK抑制剂显示对复发/难治性PCNSL较好的疗效。亦有小规模个案报道展示了CAR-T、免疫检查点抑制剂PD-1单抗在复发/难治性PCNSL患者的疗效。

3 原发中枢神经系统淋巴瘤特殊亚型

3.1 原发玻璃体视网膜淋巴瘤（primary vit-reoretinal lymphoma，PVRL）

PVRL多累及玻璃体和视网膜，可侵及单侧或双侧，女性稍多于男性；因为临床表现缺乏特异性，常被误诊为糖皮质激素抵抗性葡萄膜炎。PVRL诊断需要明确识别眼内恶性淋巴样细胞（malignant lymphoid cells）。最常见的眼内标本获取方法是前房穿刺（anterior chamber paracentesis）和诊断性玻璃体活检（diagnostic vitreous biopsy）。治疗原则：建议对PVRL患者或并发VRL的PCNSL患者采用全身和局部联合治疗。PVRL或PCNSL合并眼内受累者的治疗包括全身化疗、WBRT、HDCT+ASCT，及眼内化疗和眼放射治疗在内的局部治疗。应定期检查受影响的眼睛，以监测化疗或放疗引起的眼部毒性，如出现严重眼部毒性，应暂停局部治疗。

3.2　与免疫缺陷相关的PCNSL

HIV感染患者和实体器官移植后接受免疫抑制剂的患者或慢性自身免疫疾病患者的治疗原则：减少免疫抑制，并基于现有的证据对免疫功能正常的患者进行控瘤治疗。PCNSL具体治疗方案见附录表19-19（23-34）。

表 5-1 PCNSL 患者治疗方案

分层	治疗阶段	Ⅰ级推荐	Ⅱ级推荐	Ⅲ级推荐
适合全身化疗	诱导治疗	基于 HD-MTX（3.0~3.5g/m^2）的联合治疗（如应用更高剂量 MTX（≤8g/m^2），需要严密监测血药浓度并合理掌握解救治疗时间）		
	巩固治疗	CR 患者序贯含噻替哌预处理方案的高剂量化疗联合自体造血干细胞移植	WBRT	
	维持治疗			小剂量来那度胺、BTK 抑制剂
不适合全身化疗	诱导治疗	临床试验 WBRT	Chemo-Free 方案：利妥昔单抗、替莫唑胺、BTK 抑制剂、来那度胺 等	
	维持治疗			小剂量来那度胺、BTK 抑制剂

续表

分层	治疗阶段	Ⅰ级推荐	Ⅱ级推荐	Ⅲ级推荐
复发/难治		临床试验	HD-MTX 或 HD-Ara - C、替莫唑胺、来那度胺、BTK抑制剂等单药或联合方案，解救治疗获益患者，可序贯HDCT+ASCT	CAR-T、PD-1单抗、泊马度胺

第四节　预后

目前主要采用国际结外淋巴瘤工作组（IELSG）和纪念斯隆凯特琳癌症中心（MSKCC）推荐的预后系统进行预后评估（详见附录表19-8，表19-9）。

根据得分情况将患者分为低危、中危和高危。在IELSG推荐的预后评估标准中，低危患者的2年总生存（OS）率可达80%，高危患者的2年OS率只有15%；MSKCC推荐的预后评估标准中，低危患者的中位OS为8.5年，高危患者的中位OS只有1.1年。

第六章

其他结外淋巴瘤

第一节 原发乳腺弥漫大B细胞淋巴瘤

1 概述

原发乳腺弥漫大B细胞淋巴瘤（primary breast diffuse large B cell lymphoma，PB-DLBCL）是一种罕见的结外侵袭性NHL，占所有DLBCL的2.7%。临床表现为单侧乳房无痛性肿块，可伴有同侧引流区淋巴结增大。判断是否为原发乳腺淋巴瘤主要基于Wiseman和Liao提出的诊断四项标准，包括：部位位于乳腺，乳腺组织与淋巴瘤组织在解剖学位置上需要紧密相接；无乳腺淋巴瘤既往病史；诊断时不伴有广泛播散的淋巴瘤病灶；除区域淋巴结（同侧腋窝及锁骨上）受累外，无其他部位受累。治疗为以R-CHOP为主的整合治疗，PB-DLBCL有中枢受累的风险，有中枢症状者及时进行颅脑增强MR及脑脊液检查。

2 病理诊断分期

2.1 病理诊断

PB-DLBCL病理诊断时可行乳腺肿块切取/空芯针穿刺活检，也可行淋巴结完整切除或切取活检。组织形态及免疫表型与普通DLBCL NOS相同，因浸润乳腺小叶结构可呈假结节样生长，需要与浸润性小叶癌鉴别，特别是穿刺活检组织较少时。常规IHC包括CD20、CD3、CD5、CD10、BCL2、BCL6、MYC、Ki-67、IRF4/MUM1。流式细胞学检测包括κ/λ、CD3、CD5、CD19、CD10、CD20、CD45、TdT等。PB-DLBCL病理以non-GCB表型为主，约占60%~90%，MYD88（25%~70%）和CD79B（25%~40%）突变的发生率也很高。

2.2 分期

Wiseman-Liao的定义将PB-DLBCL分为ⅠE或ⅡE期，诊断时70%的患者为ⅠE期（单侧乳腺局限性受累），而30%的患者伴有局部淋巴结受累（ⅡE期）。诊断时双侧乳腺受累的比例为4%~13%，双侧乳腺受累的分期存在争议，基于双侧乳腺受累预后较差，有研究将其归为Ⅳ期。

3 治疗

3.1 治疗前评估

（1）病史采集和体格检查

完整的病史采集（包括发热、盗汗、体重减轻等B症状，注意询问淋巴结病史及乳腺假体植入史）；体格检查（尤其注意浅表淋巴结、韦氏环、肝、脾等部位）；体能状态评分。

（2）实验室检查

血尿便常规、肝肾功能电解质（β_2-微球蛋白、乳酸脱氢酶）、红细胞沉降率、肝炎+HIV+梅毒（异常者需完善病毒载量或行确证实验）、EBV、CMV；脑脊液检查（生化、常规、细胞学、流式）。

（3）影像学检查

PET/CT；全身增强CT；心电图、心脏超声检查；肺功能；中枢神经系统受累行MRI；胃肠道受累行胃肠内镜检查。

（4）骨髓检查

骨髓穿刺和活检（骨髓活检样本至少应在1.6cm以上）；骨髓流式细胞学。

3.2 治疗

中国西南肿瘤协作组分析了2008~2019年接受含利妥昔单抗免疫化疗的135例新诊断PB-DLBCL患者，

中位随访4.2年，5年OS率和PFS率分别为84.8%和71.6%。由于PB-DLBCL发病率较低，治疗策略缺乏高级别循证医学证据。不推荐手术切除作为PB-DLBCL单一的治疗方式，乳腺切除术往往会延误全身治疗与预后较差有关。回顾性IELSG-15研究强调了含蒽环类化疗方案的重要性，能改善患者的PFS和OS。使用CHOP±利妥昔单抗和放疗，5年PFS和OS为50%~70%。DA-EPOCH-R/MA治疗原发乳腺双打击淋巴瘤的方案疗效较好，联合放疗及自体造血干细胞移植显著改善预后，是原发乳腺双打击淋巴瘤年轻患者的有效一线治疗方案。双侧乳腺受累的高危患者可在临床试验背景下尝试更强的化疗方案。有高危因素及双侧乳腺受累患者应接受鞘内注射或静脉输注甲氨蝶呤等中枢神经系统预防治疗。接受HD-MTX治疗患者的中枢神经系统复发风险低于未接受治疗的患者。

通常推荐化疗后行同侧全乳放疗，能显著降低复发风险。部分研究认为初始分期使用PET/CT以准确扫描受累区域和淋巴结状态情况下，未受累淋巴结不需行放疗。治疗耐受性良好的PB-DLBCL患者可行6个周期的R-CHOP方案，之后行同侧全乳房巩固性放疗（30~36Gy）。

复发/难治性PB-DLBCL预后较差，复发后的中位生存期为1年，5年OS为20%。治疗策略参考复发/难治性DLBCL。对挽救治疗有效者，进行高剂量化疗联合自体造血干细胞移植。

表 6-1 原发乳腺DLBCL治疗方案

分期	Ⅰ级推荐	Ⅱ级推荐	Ⅲ级推荐
低危（ⅠE期、肿瘤直径<4~5cm）	R-CHOP 21×4~6周期+受累部位放疗（2A类）		
高危（ⅡE期、分期改良IPI >2分，肿瘤直径>4~5cm，双侧乳房受累）	R-CHOP 21×6~8周期+中枢预防±受累淋巴结/受累部位放疗（2A类）		DA-EPOCH-R或R-Hyper-CVAD / R-MA（双侧乳腺受累）（3类）

4 预后

目前无专门针对PB-DLBCL的预后评分系统，IPI预后评分系统可用于PB-DLBCL预后评估，但存在争议。分期改良IPI对接受R-CHOP方案治疗患者的预后分层较好，主要侧重于ⅡE期的不良影响。分期改良IPI同样是CNS复发的独立可靠预测因子。分期改良的IPI：年龄>60岁1分，Ⅱ期1分，血清乳酸脱氢酶浓度升高1分，体能状态评分>2分1分，其他不良预后因素：肿瘤直径>4~5cm和双侧乳房受累，伴有中枢神经系统复发的高风险。NGS检测有助于发现潜在的预后不良相关高频突变基因，PIM1，MYD88，DTX1，CD79B，KMT2D，TNFAIP3和ITPKB等基因有缩短PBL总生存期（OS）和无进展生存期（PFS）的趋势，PIM1突变与PBL患者的年龄和病理类型有关，TNFAIP3和KMT2D突变分别仅与病理类型和原发部位有关。

第二节　原发睾丸弥漫大B细胞淋巴瘤

1　概述

原发睾丸淋巴瘤（primary testicular lymphoma，PTL）是一种罕见淋巴瘤，DLBCL是PTL最常见的病理类型，占80%~98%。原发睾丸DLBCL（PT-DLBCL）占睾丸肿瘤的3%~9%，占NHL的1%~2%。中位发病年龄约66~68岁。少数患者合并HIV感染，好发于<50岁人群。大多数表现为单侧睾丸无痛性肿物或肿胀，少数表现为阴囊疼痛。诊断时双侧睾丸同时受累者约占6%~10%。尽管大多数患者的CNS-IPI评分较低，但对侧睾丸、中枢神经系统（CNS）是较常见的复发部位。

2　病理诊断分期

2.1　病理诊断

患侧睾丸切除术病理检查是确诊PTL的金标准。病理特点为异型淋巴细胞弥漫浸润于睾丸实质内，瘤细胞形似免疫母细胞或中心母细胞。免疫表型检测瘤细胞表达B细胞标志物CD19、CD20、PAX5等。EB-ER常为阴性。约60%~96%的PT-DLBCL患者为活化B细胞样（ABC）亚型。BCR通路相关基因具较高突变率，如MYD88、CD79B突变等。部分患者出现9p24.1拷贝数改变和易位导致PD-L1/L2蛋白表达增加。

2.2 分期

参照2014年Lugano分期标准。

3 治疗

除常规检查外，^{18}F-FDG PET/CT、睾丸超声、头颅增强MRI、腰椎穿刺术行细胞学和流式细胞术进行脑脊液检测、骨髓活检和流式细胞术是必要的治疗前评估。

PT-DLBCL患者应接受包括手术、免疫化疗和放疗在内的整合治疗。初治患者需行患侧睾丸切除和高位精索结扎术，术后行免疫化疗。因对侧睾丸和中枢神经系统受侵率高，推荐对侧睾丸的预防性放疗和中枢神经系统预防性治疗，甲氨蝶呤鞘内注射和/或大剂量甲氨蝶呤静脉注射都是合理的。IELSG 30研究在全身化疗基础上加用4周期鞘注脂质体阿糖胞苷联合2周期静脉注射HD-MTX预防CNS复发，中位随访6年，

54例未见CNS复发。复发/难治患者可参考复发/难治DLBCL治疗原则。

表6-2 原发睾丸DLBCL患者治疗方案

Lugano分期	Ⅰ级推荐	Ⅱ级推荐	Ⅲ级推荐
ⅠE/ⅡE期	①根治性睾丸切除术 ②R-CHOP ③对侧睾丸预防性放疗（25~30Gy）	CNS预防： 鞘内注射：甲氨蝶呤±阿糖胞苷和/或 大剂量甲氨蝶呤静脉注射	
Ⅲ/Ⅳ期	参考：DLBCL，NOS	参考：ⅠE/ⅡE期	
复发/难治	①临床试验 ②参考DLBCL，NOS二线方案	BTK抑制剂 来那度胺	PD-1单抗 CAR-T细胞治疗 自体造血干细胞移植

4 预后

本病5年中位PFS率和OS率分别为70%~75%、66%~85%。不良预后因素包括高龄、晚期、LDH升高、B症状、高IPI评分和未经手术或放疗等。

第三节 原发骨淋巴瘤

1 概述

原发骨淋巴瘤（primary bone lymphoma，PBL）是

指病变仅限于骨骼系统，或周围软组织浸润，但无全身症状的淋巴瘤。PBL是一种罕见且独特的结外淋巴瘤类型，占骨恶性肿瘤的5%~7%，恶性淋巴瘤的1%。病因尚未明确，研究报道可能与病毒感染、骨髓炎、创伤等相关。患者年龄分布较广，但多集中于45~60岁。PBL可累及全身骨骼，以四肢长骨、盆骨和脊柱最常见。相对于其他结外淋巴瘤预后尚可，5年生存率能达50%左右。由于该病早期无明显症状，常以疼痛和局部肿块就诊。累及脊柱的患者多以腰痛、腿痛甚至截瘫就诊，因此早发现且采取及时、正确治疗对患者生存预后和生活质量尤为关键。

2 病理诊断分期

2.1 病理诊断

DLBCL是PBL最常见的病理类型，约占所有亚型的80%。由于患者缺乏特异的影像学表现，易被误诊为骨肉瘤、尤文肉瘤和恶性肿瘤骨转移等，因此需要病理活检才能做出明确诊断。原发骨DLBCL（PB-DLBCL）常表达成熟B细胞的免疫标记，包括CD20、CD19、PAX5和CD79a等，BCL2和BCL6的表达阳性率高。T细胞标志物常阴性。非GCB亚型比GCB亚型更为常见。PB-DLBCL存在多种遗传学异常，BCL2、BCL6和MYC重排的发生率分别为19%、14%和9%，但BCL2及c-MYC同时易位很少见。

2.2 分期

参照2014年Lugano分期标准。

3 治疗

表6-3 原发骨DLBCL患者治疗原则

状态	Ⅰ级推荐	Ⅱ级推荐	Ⅲ级推荐
初治	R-CHOP21 × 6~8 ± 受累部位放疗（30~40Gy），不建议在化疗前进行放疗	HDCT/ASCT或替代性化疗免疫疗法（有组织活检证实存在持续疾病或有明显临床症状或放射学进展的情况）	中枢神经系统预防（仅当累及头骨和/或脊柱时）
复发/难治	按照复发/难治DL-BCL治疗		

3.1 初治患者

由于PBL异质性强，发病率较低，治疗策略缺乏高级别循证医学证据。目前无标准治疗方案，治疗手段有化疗、放疗及手术治疗，手术仅用于有压迫症状、病理性骨折或取活检，手术治疗会延误治疗时间。目前临床常用的化疗方案为以蒽环类药物为基础的治疗方案如CHOP方案。利妥昔单抗在PB-DLBCL中的治疗缺乏随机对照的大规模临床研究，但大多数研究表明利妥昔单抗的加入还是能延长PB-DLBCL患者的生存，并有效降低CNS复发率。

放疗可巩固全身免疫化疗 R-CHOP 的效果，放化疗联合治疗可减少 PB-DLBCL 局部复发，具有更高的 PFS 和 OS 率。推荐最佳放疗剂量为 30~40Gy，放疗剂量的增加并不能改善预后。对 PB-DLBCL 的巩固性放疗剂量常参考局限性 DLBCL 的放疗指南建议，对化疗后 CR 为 30~40Gy，PR 建议更高剂量为 40~50Gy。

对 PB-DLBCL 是否常规进行中枢预防，仍有争议。在利妥昔单抗被广泛使用前进行的 IELSG-14 研究显示，PB-DLBCL 患者 CNS 受累（主要是脑膜）的发生率为 2.5%，因此不建议对所有 PB-DLBCL 患者进行常规 CNS 预防。然而，对病灶位于头骨和/或脊柱的 PB-DLBCL 患者，其 CNS 复发的概率高达 7%。因此，建议对这部分患者进行腰穿（流式细胞术分析脑脊液）和头颅 MRI 检查，并考虑鞘内注射甲氨蝶呤或大剂量甲氨蝶呤静脉注射进行 CNS 预防。

PBL 患者中约 10%~15% 的患者出现病理性骨折，除标准治疗外，必要时给予骨折部位固定等局部处理。即首先接受基于蒽环类化疗，然后对骨折部位进行放疗，剂量为 30~40Gy，尽可能限制放疗的范围和剂量，特别是同时使用皮质类固醇和高剂量照射至全骨时应准确考虑其他高危因素，如高龄、女性、骨质疏松、承重骨受累和活检组织较大，并建议将泼尼松剂量减少到 $50mg/m^2$，将放疗剂量减少到 30Gy（全骨照射时）。PBL患者不常规推荐初始手术治疗，应仅在可以避免化疗延误时考虑应用。而对脊柱病理性骨折且存在脊髓压迫的PBL患者应及时行手术治疗，对脊髓压迫较重的患者，需立即手术治疗，以避免长期卧床造成的不良结局。

3.2　复发难治患者

复发/难治性PB-DLBCL患者可以参考复发/难治性DLBCL的治疗策略。

4　预后

目前无专门针对PB-DLBCL的预后评分系统，建议参考DLBCL的预后模型。

第四节　原发皮肤淋巴瘤

1　概述

原发皮肤淋巴瘤（primary cutaneous lymphoma，PCL）是一组罕见的淋巴瘤，包括原发皮肤B细胞淋巴瘤（primary cutaneous B cell lymphoma，PCBCL）、蕈样霉菌病/Sezary综合征（Mycosis Fungoides/Sezary Syndrome，MF/SS）及原发皮肤CD30⁺ T细胞淋巴增殖性疾病（primary cutaneous CD30⁺ T-cell lymphoproliferative disorders）。

2 病理诊断分期

2.1 病理诊断

（1）原发皮肤B细胞淋巴瘤

PCBCL包括三种亚型：原发皮肤滤泡中心淋巴瘤（primary cutaneous follicle center lymphoma，PCFCL）、原发皮肤边缘区淋巴瘤（primary cutaneous marginal zone lymphoma，PCMZL）、原发皮肤弥漫性大B细胞淋巴瘤-腿型（primary cutaneous diffuse large B cell lymphoma，PCDLBCL，leg type）。PCBCL的病理诊断需对皮损部位进行穿刺/切取/切除活检，不建议进行刮取活检。

PCFCL是最常见的PCBCL亚型。可呈滤泡、滤泡/弥漫混合或弥漫性生长，以中心细胞为主，混杂多少不等的中心母/免疫母细胞。免疫表型：表达B系标记如CD20、CD79a和BCL6；表面Ig阴性。弥漫性生长类型者CD10为阴性。BCL2为阴性，或呈弱表达。若CD10和BCL2强表达，或BCL2重排时，需排除经典型（淋巴结性）滤泡性淋巴瘤（FL）皮肤受累。弥漫性生长的PCFCL常表现为形态单一的大中心细胞样细胞，可混有多少不等的中心母细胞，且Ki-67指数较高，不要误认为是DLBCL。

PCMZL为次常见亚型，具边缘区淋巴瘤病理形态学特征。免疫表型：CD10和BCL6阴性，BCL2为阳性。约1/3病例可表达IgG4。根据Ig重链重排可分为两组，预后不同：①CXCR3阴性和Ig类别转换亚型（IgG、IgA和IgE），以大量反应性T细胞及结节外周多量簇状单形性浆细胞为特征；②CXCR3阳性和IgM阳性（非类别转换）亚型较少见，浆细胞呈少量散在分布，反应性T细胞少，可能有皮肤外侵犯。Ig类别转换亚型是一种克隆性慢性淋巴增殖性疾病，病程缓慢。

PCDLBCL-腿型为最罕见亚型，由中心母细胞和免疫母细胞样细胞组成，无论发生在人体皮肤的任何部位，都称为PCDLBCL-腿型。免疫表型：表达B表型如CD20、CD79a等，以及单克隆免疫球蛋白、BCL2（强）、MUM1/IRF4、FOXP1、MYC；而CD10阴性。基因表达谱：PCDLBCL通常为活化B细胞（ABC）亚型。应注意与弥漫性PCFCL鉴别，后者表现为大的中心细胞样细胞，可混杂多少不等的中心母细胞样细胞，表达BCL6，不表达MUM1。FISH检测：MYC、BCL6基因易位常见。

用于诊断及鉴别诊断的免疫组化应包括：CD20，CD3，CD10，BCL2，BCL6，IRF4/MUM1；此外，为了明确亚型，还应包括：Ki-67，CD5，CD43，CD21，CD23，cyclin D1，kappa/lambda。为鉴别DLBCL（腿

型）及原发皮肤滤泡淋巴瘤，需评估IgM、IgD、IgA、IgG、IgE及FOXP1。建议完善EBER检查。若怀疑为系统性FL，需进行t（14；18）检测。

（2）MF / Sezary综合征

MF是最常见的皮肤T细胞淋巴瘤（CTCL），有许多临床病理变异型。即使在具有典型特征的病例中，MF的组织病理学表现也需与临床表现相关联，才能做出明确诊断。斑片性病变通常很难确诊，因此，需行多次皮肤活检。进行皮肤活检之前，建议局部治疗至少停2~3周。色素沉着或色素脱失等特殊的临床病理变异有助于诊断。斑块期和肿瘤期病变需注意与其他类型淋巴瘤鉴别，结合临床表现及病史非常关键。

MF的瘤细胞$CD3^+$、$CD4^+$、$CD45RO^+$、$CD8^-$，即所谓的皮肤驻留记忆T细胞。在少数MF病例中，可能会出现$CD4^-$、$CD8^+$成熟T细胞表型或更罕见的γ/δ T细胞表型（$βF1^-$、TCR $γ/δ^+$、$CD3^+$、$CD4^-$、$CD8^+$）。此类病例具有与$CD4^+$者有相同的临床表现和预后，不应孤立考虑。异常表型（如CD2、CD3和CD5等泛T细胞抗原的缺失）是MF诊断的重要辅助证据，但在MF早期少见。

大细胞转化（LCT）在组织学上定义为转化大细胞占比超过25%。

Sezary综合征为CTCL的白血病变异型，与MF关系密切，但具有独有的特征。SS很少见，占皮肤淋巴瘤5%以下，多见于老年人。SS的特征是皮肤中存在Sezary细胞。异常T细胞（>1000个异常细胞/μL）通过细胞病理学或流式细胞术定义为Sezary细胞（异常亚群包括但不限于$CD4^+CD7^-$或$CD4^+CD26^-$细胞；TRBC1有助于检测克隆性，尤其是在CD7或CD26未丢失的情况下）。SS来自胸腺记忆T细胞，而皮肤驻留效应记忆T细胞是MF的起源细胞。这表明SS发病与MF不同。临床上可见这两种表现重叠的情况。

MF有许多变异型，主要包括亲毛囊性MF（Folliculotropic mycosis fungoides）、派杰样网状细胞增生症（Pagetoid reticulosis）和肉芽肿性皮肤松弛症（Granulomatous slack skin）等。

（3）原发皮肤$CD30^+$ T细胞淋巴增殖性疾病

原发性皮肤$CD30^+$ T细胞淋巴增生性疾病（LPD）包括原发皮肤间变性大细胞淋巴瘤（ALCL）、淋巴瘤样丘疹病（LyP）以及临床和组织病理学特征重叠的“交界性”病例。

临床特征与组织病理学特征的相关性对诊断LPD至关重要；仅凭病理检查难以做出精确诊断。建议进行完整的皮肤检查以除外MF。为确定诊断，至少需要包括以下的免疫组化：CD3、CD4、CD8、CD20、CD30、CD56、ALK。其他免疫组化包括：CD2、

CD5、CD7、CD25、TIA1、颗粒酶B、穿孔素、IRF4/MUM1、EMA、TCRβ、TCRδ。EBER原位杂交。用于检测TCR基因克隆性重排或其他克隆性评估的分子分析。原位杂交：alk和dusp22基因重排。建议对血清HTLV-1/2进行检测，其结果可能影响治疗方案。

2.2 分期

尽管目前淋巴瘤多数采用Lugano分期系统，但对原发皮肤淋巴瘤并不适用，常用TNM分期系统。

（1）PCBCL的分期

表6-4 PCBCL的TNM分期系统

T	T0	无临床可疑病灶（用于治疗后评估）		
	T1	孤立病灶	T1A	直径<5cm
			T1B	直径≥5cm
	T2	多处病灶（1个部位或2个连续部位的皮肤）	T2A	所有病灶所处范围环形区域直径<15cm
			T2B	所有病灶所处范围环形区域直径≥15cm、<30cm
			T2C	所有病灶所处范围环形区域直径≥30cm
	T3	广泛皮肤受累	T3A	多个病灶，包括2处不连续部位
			T3B	多个病灶，包括≥3处部位
N	N0	无临床或病理累及征象		
	N1	累及1个外周淋巴结区，位于当前或既往皮肤受累区域引流区		
	N2	累及>2个外周淋巴结区，或累及任何非当前或既往皮肤受累区域引流区的淋巴结区		
	N3	中枢淋巴结区受累		
	NX	临床表现为外周或中枢区淋巴结异常，但无病理检查证实		

续表

<table>
<tr><td rowspan="3">M</td><td>M0</td><td>无内脏受累</td></tr>
<tr><td>M1</td><td>内脏受累</td></tr>
<tr><td>MX</td><td>无法通过现有的病理或影像评估证实是否存在内脏受累</td></tr>
</table>

注：中枢淋巴结区：纵隔、肺门、主动脉旁、髂血管区；外周淋巴结区：滑车、颈部、锁骨上、腋窝、腹股沟、腘窝区。

（2）MF/Sezary综合征：常用TNMB分期整合的临床分期系统

表6-5　MF/Sezary综合征的TNMB分期系统

<table>
<tr><td rowspan="5">皮肤（T）</td><td colspan="2">T0</td><td colspan="3">无临床可疑病灶（用于治疗后评估）</td></tr>
<tr><td colspan="2" rowspan="2">T1</td><td rowspan="2">斑片、斑块、丘疹<10%体表面积</td><td>T1A</td><td>仅有斑片</td></tr>
<tr><td>T1B</td><td>斑块/丘疹±斑片</td></tr>
<tr><td colspan="2" rowspan="2">T2</td><td rowspan="2">斑片、斑块、丘疹≥10%体表面积</td><td>T2A</td><td>仅有斑片</td></tr>
<tr><td>T2B</td><td>丘疹±斑片</td></tr>
<tr><td rowspan="2">皮肤（T）</td><td colspan="2">T3</td><td colspan="3">一个或多个肿块直径≥1cm</td></tr>
<tr><td colspan="2">T4</td><td colspan="3">红斑融合，覆盖≥80%体表面积</td></tr>
<tr><td rowspan="8">淋巴结（N）</td><td colspan="2">N0</td><td colspan="3">无临床异常淋巴结；无需活检</td></tr>
<tr><td rowspan="2">N1</td><td>N1A</td><td colspan="3">病理荷兰1级或NCI LN 0-2：克隆阴性或可疑</td></tr>
<tr><td>N1B</td><td colspan="3">病理荷兰1级或NCI LN 0-2：克隆阳性且与皮肤一致</td></tr>
<tr><td rowspan="2">N2</td><td>N2A</td><td colspan="3">荷兰2级，NCI LN3：克隆阴性或可疑</td></tr>
<tr><td>N2B</td><td colspan="3">荷兰2级，NCI LN3：克隆阳性，且与皮肤一致</td></tr>
<tr><td rowspan="2">N3</td><td>N3A</td><td colspan="3">荷兰3-4级，NCI LN4：克隆阴性或可疑</td></tr>
<tr><td>N3B</td><td colspan="3">荷兰3-4级，NCI LN4：克隆阳性，且与皮肤一致</td></tr>
<tr><td colspan="2">NX</td><td colspan="3">临床表现为外周或中枢区淋巴结异常，但无病理检查证实</td></tr>
</table>

续表

<table>
<tr><td rowspan="7">内脏（M）</td><td colspan="2">M0</td><td colspan="2">无内脏受累</td></tr>
<tr><td rowspan="2">M1a</td><td rowspan="2">仅骨髓受累</td><td colspan="2">克隆阳性，且与皮肤一致</td></tr>
<tr><td colspan="2">克隆阴性或可疑</td></tr>
<tr><td rowspan="2">M1b</td><td rowspan="2">内脏受累，无骨髓受累</td><td colspan="2">克隆阳性，且与皮肤一致</td></tr>
<tr><td colspan="2">克隆阴性或可疑</td></tr>
<tr><td colspan="2">MX</td><td colspan="2">无法通过现有的病理或影像评估证实是否存在内脏受累</td></tr>
<tr style="display:none"></tr>
<tr><td rowspan="7">骨髓（B）</td><td rowspan="2">B0</td><td>B0A</td><td>克隆阴性或可疑</td><td>无明显血液受累</td></tr>
<tr><td>B0B</td><td>克隆阳性且与皮肤一致</td><td></td></tr>
<tr><td rowspan="2">B1</td><td>B1A</td><td>克隆阴性或可疑</td><td>低血液循环肿瘤负荷</td></tr>
<tr><td>B1B</td><td>克隆阳性且与皮肤一致</td><td></td></tr>
<tr><td rowspan="2">B2</td><td>B2A</td><td>克隆阴性或可疑</td><td>高血液循环肿瘤负荷</td></tr>
<tr><td>B2B</td><td>克隆阳性且与皮肤一致</td><td></td></tr>
<tr><td>BX</td><td>BXA</td><td>克隆阴性或可疑</td><td>根据现有指南共识无法评估血液受累程度</td></tr>
</table>

表 6-6　MF/Sezary 综合征临床分期系统

临床分期	T（皮肤）	N（淋巴结）	M（内脏）	B（骨髓）
Ⅰ A（局限性皮肤受累）	T1（斑片、丘疹，和/或斑块，覆盖 <10% 体表面积）	N0	M0	B0 或 B1

续表

临床分期	T（皮肤）	N（淋巴结）	M（内脏）	B（骨髓）
ⅠB（仅皮肤受累）	T2（斑片、丘疹，和/或斑块，覆盖≥10%体表面积）	N0	M0	B0或B1
ⅡA	T1-2	N1-2	M0	B0或B1
ⅡB（肿块阶段）	T3（一个或多个肿块，直径≥1cm）	N0-2	M0	B0或B1
ⅢA（红皮病阶段）	T4（红斑融合≥80%体表面积）	N0-2	M0	B0
ⅢB（红皮病阶段）	T4（红斑融合≥80%体表面积）	N0-2	M0	B1
ⅣA1（Sezary综合征）	T1-4	N0-2	M0	B2
ⅣA2（Sezary综合征或非Sezary）	T1-4	N3	M0	B0或B1或B2
ⅣB（内脏受累）	T1-4	N0-3	M1	B0或B1或B2
	大细胞转化（LCT）			

（3）原发皮肤 $CD30^+$ T细胞淋巴增殖性疾病无特殊分期系统

3 治疗

3.1 治疗前评估

（1）病史和体格检查

包括完整的皮肤检查，评估病灶占身体表面积百分比（手掌加全部5指≈1%BSA）和皮肤损伤类型（即斑片/斑块、肿块、红皮病），淋巴结触诊。

（2）实验室检查

全血细胞计数，乳酸脱氢酶，MF/Sezary综合征患者扩增的异常表型T细胞群体进行流式细胞检测，推荐用于T2-4皮肤分类的患者，任何可疑的皮外疾病，包括腺病如怀疑血液受累，外周血淋巴细胞TCR基因重排。对于PCMZL患者进行血清蛋白电泳/免疫球蛋白定量。

（3）影像学检查

胸部/腹部/盆腔CT增强扫描，和/或PET/CT扫描（包括手臂、腿），MF/Sezary综合征T3/T4期患者进行以上检查。

（4）骨髓活检

某些情况下需要骨髓活检：如CBC显示淋巴细胞增多，则检测外周血流式细胞计数。

3.2 治疗

PCLs的治疗根据皮肤受累程度和组织病理学特征

进行。副作用最小且无累积毒性的治疗方案可提供持续或维持治疗，以改善疾病控制和生活质量。皮肤导向疗法是广泛皮肤受累或伴发皮肤外淋巴瘤局部病变的首选初治方法。对局部皮肤损伤，放疗是首选。全身疗法与皮肤导向疗法相整合，可最大限度地提高皮肤区的临床效果，同时提供无累积毒性的额外疗效。对进展性疾病，包括广泛的皮肤受累、局部皮损伴皮外淋巴瘤，首选全身治疗。个体化治疗应根据患者的临床表现和组织病理学特征及治疗效果进行，并根据患者的临床状态和治疗效果调整疗程和维持治疗。对复发/难治患者可进行临床试验，未用过的药物、自体干细胞移植、CAR-T细胞疗法和异基因造血干细胞移植等。

（1）原发皮肤B细胞淋巴瘤

对于PCMZL或PCFCL，根据疾病分期及患者情况选择具体治疗方案。

表6-7　PCMZL及PCFCL患者治疗方案

分期	Ⅰ级推荐	Ⅱ级推荐	Ⅲ级推荐
孤立/局部 T1-2	首选局部RT 某些情况下： 观察 切除 皮肤导向治疗 病灶内注射皮质类固醇	PCFCL：同系统性FCL PCMZL：同系统性结内MZL	

续表

分期	Ⅰ级推荐	Ⅱ级推荐	Ⅲ级推荐
广泛性病变（仅皮肤受累）T3	观察 皮肤导向治疗 局部RT 病灶内注射皮质类固醇 利妥昔单抗 其他系统性治疗	仅皮肤受累 可重复Ⅰ级推荐方案	有皮外受累 PCFCL：同系统性FCL PCMZL：同系统性结内MZL
皮外病变	PCFCL：同系统性FCL PCMZL：同系统性结内MZL		

对PCDLBCL，常用免疫化学治疗（参考系统性DLBCL）及局部放疗。

（2）MF/Sezary综合征

MF初始治疗取决于疾病的分期及患者的一般状况和年龄。鉴于其慢性、复发性特征，治疗应旨在改善症状的同时限制毒性。因此，建议对MF及其变异型采用适应分期的保守疗法。

表6-8　MF患者治疗方案

分期	一线治疗	二线治疗
ⅠA~ⅡA期	保守治疗 局部使用类固醇 Nb-UVB PUVA 局部使用二氯甲基二乙胺 局部RT	PUVA +维甲酸 PUVA + IFNα 维甲酸 IFNα 维甲酸+IFNα TSEBI

续表

分期	一线治疗	二线治疗
ⅡB期	PUVA+局部RT PUVA+维甲酸 PUVA+ IFNα TSEBI	吉西他滨 脂质体多柔比星 维布妥昔单抗 联合化疗 Allo-SCT
Ⅲ期	PUVA +维甲酸 PUVA + IFNα ECP −/+ IFNα −/+ 维甲酸 低剂量MTX	TSEBI
Ⅳ期	吉西他滨 脂质体多柔比星 维布妥昔单抗	联合化疗 Allo-SCT

注：PUVA：补骨脂素加紫外线A；Nb-UVB：窄波紫外线B；RT：放疗；IFNα：干扰素α；TSEBI：全皮肤电子束照射；allo-SCT：异基因干细胞移植；ECP：体外光分离术

（3）原发皮肤CD30^{+} T细胞淋巴增殖性疾病的治疗

对LPD，根据疾病亚型、病变类型及患者情况选择治疗方案。原发皮肤淋巴瘤具体治疗方案见附录表19-19（35）。

表 6-9 LPD 患者治疗方案

亚型	病变类型	Ⅰ级推荐	Ⅱ级推荐	Ⅲ级推荐
PC-ALCL	孤立或融合性病变	局部RT 手术切除±放疗	观察 再次一线治疗方案 多灶性病变或皮外累及者采用多灶性病变治疗方案	
	多灶性病变	维布妥昔单抗（首选） 其他推荐方案±皮肤导向治疗： MTX每周≤50mg 全身性维甲酸 普拉曲索 观察（无症状者）	临床试验 再次一线方案（除非难治性疾病） 未使用的一线方案 按照大细胞转化进行全身治疗	干扰素
皮肤ALCL伴区域淋巴结 （N1） （除外系统性ALCL）		优选方案： 维布妥昔单抗±局部RT 某些情况下： 局部RT 维布妥昔单抗+CHP MTX±局部RT 普拉曲索±局部RT 某些情况下： CHOP或CHOEP±局部RT	临床试验 再次一线方案（除非难治性疾病） 未使用的一线方案 按照大细胞转化进行全身治疗	

续表

亚型	病变类型	Ⅰ级推荐	Ⅱ级推荐	Ⅲ级推荐
LyP	局限性病变，无症状	观察 外用皮质类固醇	未使用的一线治疗方案 临床试验	
	局限性病变，有症状	外用皮质类固醇 光疗 观察	未使用的一线治疗方案 临床试验	
	广泛损害	观察（无症状者） MTX 10~35mg qw 光疗 全身性维甲酸 外用皮质类固醇 外用氮芥	临床试验 观察 再次一线治疗方案或其他未使用的方案	临床试验 维布妥昔单抗

4 预后

PCBCL的预后主要取决于病理亚型、分期、皮损类型、是否存在皮肤外病变等。PCFCL是最常见的PCBCL亚型，通常病程隐匿，预后较好（5年OS率>95%）。极少累及皮肤以外部位；约30%的病例在初发部位附近的皮肤复发。PCMZL为次常见亚型，病程缓慢，预后良好（5年OS率99%）。50%复发部位在皮肤。PCDLBCL为最罕见亚型，为侵袭性病程，与预后不良（皮外复发频率高）有关（5年OS率为50%）。多发性皮肤病变、CDKN2A失活和MYD88 L265P与预后不良相关。

MF患者的预后取决于分期，尤其是皮损的类型和程度以及是否存在皮肤外病变。ⅠA期患者的10年OS为96%，ⅠB期患者的为77%~83%，ⅡB期患者为42%，但Ⅳ期患者仅为20%。淋巴结受累、内脏受累和转化大T细胞淋巴瘤的患者通常具有侵袭性病程。

第七章

滤泡性淋巴瘤

第一节 概述

滤泡性淋巴瘤（follicular lymphoma，FL）是一类起源于滤泡中心B细胞的非霍奇金淋巴瘤（NHL），典型免疫表型为$CD5^-CD10^+CD19^+$，伴t（14；18）（q32；q21），临床呈高度异质性。我国FL的发病率占B细胞NHL的8%~23%，低于欧美地区。FL发病率从35岁开始逐步增加，至70岁达峰值。国内资料显示FL诊断时中位年龄约53岁，女性发病率略高于男性，5年PFS率及OS率分别为61%和89%。

第二节 病理诊断分期

1 病理诊断

FL的病理诊断标准主要根据形态学、免疫组化检测来诊断，必要时进行流式细胞学、分子遗传学检测辅助诊断。形态学上多数FL有明显的滤泡结构，这些肿瘤性滤泡部分融合，缺乏外套层，失去极向和星空现象。肿瘤性滤泡由中心细胞和中心母细胞组成，前者细胞小到中等大小，核细长、扭曲或有裂沟，核仁不明显，胞浆少而空亮，后者一般为中等或大细胞，核圆形或卵圆形，也可不规则，染色质空泡状，有1~3个靠近核膜的核仁，胞浆少。FL可根据中心母细胞数量的多少进一步分级。

表7-1 滤泡性淋巴瘤的分级

分级	显微镜下表现
1级	0~5个中心母细胞/高倍视野（HPF）*
2级	6~15个中心母细胞/高倍视野（HPF）*
3级	>15个中心母细胞/高倍视野（HPF）*
3A	>15个中心母细胞/高倍视野（HPF），但仍存在中心细胞
3B	中心母细胞成片，无中心细胞

瘤细胞常表达表面免疫球蛋白（sIg）和B细胞相关抗原（CD19，CD20，CD22，CD79a，PAX5），此外，尚表达生发中心相关标记，如CD10，BCL6，GCET1，HGAL（GCET2），LMO2等。CD10和BCL6在滤泡中的表达往往比滤泡间区瘤细胞更强。CD10及BCL6阴性的FL诊断需有表达其他生发中心标记的证据支持。大多数FL病例（约85%）表达BCL2，BCL2阳性有助于区别滤泡性淋巴瘤与滤泡反应性增生，但在鉴别FL与其他低度恶性的B细胞淋巴瘤中无价值。滤泡中存在CD21（+）和CD23（+）的FDC网。基因

重排检测可见Ig重链和轻链基因的克隆性重排，可变区基因存在广泛的体细胞突变并有克隆间的异质化，提示来源于生发中心细胞。

几乎所有的滤泡性淋巴瘤均有细胞遗传学异常。最常见的为t（14；18）（q32；q21），即IGH/BCL2基因融合，发生率为70%~95%，可以用FISH方法检测。

2 分期

目前采用的是2014版Lugano分期标准（详见附录表19-2），但不适用于原发皮肤等少见类型。

第三节 治疗

FL按照分期进行分层治疗和管理。局限期患者尽可能以治愈为目的，而进展期患者则以延长无疾病进展时间，同时最大限度保护脏器功能，提高生活质量为目的。

1 一线治疗

1.1 Ⅰ-Ⅱ期

受累部位放疗（involved site radiation therapy，ISRT）是Ⅰ期和连续Ⅱ期患者的标准治疗，推荐放疗剂量为24Gy，分12次；对一些特殊部位（如眼眶等），推荐放疗剂量为4Gy，分2次。对治疗前无条件行PET/CT检查患者，ISRT后序贯抗CD20单抗治疗（每周1次，共4次）可降低放疗部位远处复发风险，但对总生存无改善。对腹膜后、肠系膜淋巴结等病变部位不适合放疗者，可考虑抗CD20单抗±化疗。对完全手术切除的Ⅰ期或不耐受ISRT不良反应的Ⅰ~Ⅱ期患者，也可采用等待观察。对非连续性Ⅱ期的治疗建议抗CD20单抗每周一次，共四次治疗；或按照进展期治疗原则处理。

治疗获得CR患者进入后期随访阶段；未获得CR患者，按进展期治疗原则处理。

1.2 Ⅲ–Ⅳ期

Ⅲ~Ⅳ期FL目前是不可治愈的疾病，治疗以控制症状、延长疾病进展时间及改善生活质量为目的。根据肿瘤负荷高低及具否肿瘤相关症状决定治疗策略。治疗指征参考表7-2。指标仅做参考，症状是关键，更强调动态观察评估。比如数年缓慢增大达7cm以上的包块，如果无症状，仍可观察。

对无治疗指征的Ⅲ~Ⅳ期患者，优先推荐采取等待观察策略。早期多项Ⅲ期对照研究均提示利妥昔单抗短程治疗（每周1次，共4次）并未改善无治疗指征患者的总生存时间，但显著延长疾病进展时间和接受下一次抗淋巴瘤治疗时间，中位接受再治疗时间约9.9年。因此，对部分有强烈治疗意愿的患者利妥昔单抗短程治疗也可选择。

对具有治疗指征的患者，治疗需要考虑年龄、体能状态、合并症及治疗目标等因素作个体化选择。一线治疗可选择的方案有：抗CD20单抗（利妥昔单抗及类似药或奥妥珠单抗）+化疗（苯达莫司汀/CHOP/CVP）或利妥昔单抗及类似药+来那度胺，或奥妥珠单抗+来那度胺；对于部分老年患者，也可选择利妥昔单抗短程治疗（每周1次，共4次）。

对治疗获得PR以上疗效患者进入抗CD20单抗维持治疗阶段，否则按照难治/复发治疗原则处理。

表7-2　Ⅲ-Ⅳ期FL患者的治疗指征

治疗指征	临床表现
B症状或皮肤瘙痒	B症状包括：38 ℃以上不明原因发热；盗汗；6个月内体重降>10%
异常体征	出现脾脏肿大、胸腔积液、腹水等
重要器官受损或损害	重要器官受累，导致器官功能损害
血液指标	1. 血细胞减少（WBC<1.0×10^9/L，HGB<120g/L，PLT<100×10^9/L） 2. 白血病表现（恶性细胞>5.0×10^9/L）
巨大肿块	1. 淋巴结累及数量≥3，直径均≥3cm，或 2. 任何一个淋巴结或结外肿块直径≥7cm
持续肿瘤进展	2~3个月内肿块增大20%~30%，6个月内肿块增大约50%

表7-3 FL（1–3a）患者一线治疗推荐

分期	分层	1级推荐	2级推荐
Ⅰ/Ⅱ期	Ⅰ期/局限侵犯的Ⅱ期	受累部位放疗ISRT（2A类）	观察（2A类） ISRT+R（2A类） R/G±化疗+ISRT（腹腔大包块或者肠系膜病变的Ⅰ期患者）（2A类）
	非局限侵犯的Ⅱ期	R/G±化疗+ISRT（2A类）	观察（2A类）
Ⅲ/Ⅳ期	无治疗指征	等待观察（1A类）	R单药（2B类）
	有治疗指征	化疗±R/G（2A类） R+来那度胺（2A类）	R单药（2B类） G+来那度胺（2B类）

注：ISRT：受累部位放疗，R：利妥昔单抗，G：奥妥珠单抗

2 难治/复发FL治疗

FL患者生存时间随复发线数增加逐级下降，总治疗原则是延长PFS时间，尽可能降低治疗相关不良反应。复发时需评估内容：①疾病因素：分期、肿瘤负荷及有无转化等；②宿主因素：年龄、体能状况及合并症等；③既往治疗效果及相关副作用等。根据中国真实世界研究，标准免疫化疗诱导后24月内出现疾病进展（POD24）约占全部FL人群的20.7%，这组人群的5年OS率相比非POD24人群显著下降（72% vs. 96%，P<0.001）。

2.1 首次复发

对无治疗指征者，仍可采取等待观察策略；对具治疗指征患者，可选择与一线治疗无交叉耐药的方案，如一线采用R-CHOP/CVP后复发，二线可选择R/G联合苯达莫司汀；一线采用R/G联合来那度胺后复发，二线可选择R/G联合化疗方案等。一线治疗缓解时间超过2年以上者，二线治疗也可重新使用原方案。对获得PR以上疗效者，可考虑ASCT作为巩固，或直接R/G维持治疗2年。距离末次接受利妥昔单抗治疗6个月内出现疾病进展者建议选择奥妥珠单抗。

2.2 二次以上复发

二次以上复发患者优先推荐进入临床试验。目前可供选择的治疗有：小分子化合物、双抗类药物、细胞治疗等。

（1）PI3K抑制剂：国内已获批上市的PI3K抑制剂包括度维利塞（duvelisib，PI3Kγ/δ抑制剂）和林普利塞（linperlisib，PI3Kδ抑制剂），单药治疗二次及以上复发FL患者的ORR为42%~80%，中位PFS时间为9~13个月。

（2）EZH2抑制剂：即将在国内获批上市的他泽司他（Tazemetostat）在二线及以上复发FL患者的ORR为35%~69%，中位PFS时间为11~14个月。

（3）CAR-T细胞治疗：ZUMA-5临床试验显示，

既往已接受过2种及以上治疗复发的FL患者接受单次CAR-T细胞治疗的ORR为94%，CR率为79%，随访18个月时，PFS率和OS率分别为67%和87%。3级以上细胞因子释放综合征（cytokine release syndrome，CRS）和免疫效应细胞相关神经毒性综合征（immune effector cell-associated neurotoxicity syndrome，ICANS）发生率分别为6%和15%。瑞基奥仑赛注射液是国内首个获批用于二线或以上系统性治疗后复发FL的CAR-T细胞产品，其最佳CR和ORR分别为93%及100%；≥3级CRS和ICANS发生率分别为0及4%。

（4）双抗类药物：即将在国内获批上市的莫妥珠单抗（Mosunetuzumab）治疗二线及以上复发FL患者的ORR为78%，CR为60%，预估2年PFS率为51%。

（5）干细胞移植：对于年龄小于65岁经二线以上治疗复发的化疗敏感患者，建议考虑行自体干细胞移植；自体干细胞移植或CAR-T细胞治疗后复发的部分患者也可考虑行异基因干细胞移植。

2.3 转化性FL患者的治疗

FL有向高级别淋巴瘤转化的风险，绝大多数转化为DLBCL。对未经治疗发生转化者按照初诊DLBCL管理；而接受免疫化疗后发生转化者，治疗选择参照难治复发DLBCL，推荐二线挽救化疗获得部分缓解以上疗效者序贯自体干细胞移植巩固。对化疗效果不佳者，推荐行CAR-T细胞或莫妥珠单抗治疗。ZUMA-1和JCAR017研究均入组转化FL患者，总有效率接近80%，但缓解持续时间不足1年。目前探索CAR-T联合自体干细胞移植有望进一步改善这部分患者生存。

第四节　预后

FL国际预后指数（follicular lymphoma international prognostic index，FLIPI）有助于评估患者预后。临床广泛使用的有FLIPI-1和FLIPI-2（详见附录表19-10）。FLIPI-1包括指标：①年龄≥60岁；②Ann Arbor分期Ⅲ~Ⅳ期；③血红蛋白<120g/L；④血清LDH高于正常；⑤受侵淋巴结区≥5个。每项为1分，0~1分为低危组，2分为中危组，≥3分为高危组。将包括无治疗指征在内的患者分为低危、中危和高危组，10年OS率分别为71%、51%和36%。FLIP1-2为仅对接受治疗患者的预后评估，包括指标：①年龄≥60岁；②淋巴结长径>6cm；③骨髓侵犯；④β_2-微球蛋白高于正常；⑤血红蛋白<120g/L。每项为1分，0分为低危组，1~2分为中危组，≥3分为高危组。低危、中危和高危患者的5年PFS率分别为79%、51%和20%；对接受含利妥昔单抗治疗的患者，5年PFS率分别为98%、88%和77%。近年积极探索临床指标结合疾病分子特征或/和肿瘤微环境等的生物模型，期望能精准

筛选在早期进展的患者，便于更好地指导临床制定革命和个体化的治疗策略。

第八章

套细胞淋巴瘤

第一节　概述

套细胞淋巴瘤（mantle cell lymphoma，MCL）是一种少见的B细胞起源非霍奇金淋巴瘤。西方国家中MCL约占成人NHL的3%~10%，在中国MCL约占B细胞淋巴瘤的6.3%。MCL兼具惰性和侵袭性淋巴瘤的特点，侵袭性较强，临床分期较晚，结外浸润广泛，对传统放化疗不敏感，预后较差。男女比为2~3：1，西方国家诊断的中位年龄约68岁，国内约60岁。目前仍无法治愈，未观察到生存曲线平台，几乎所有患者出现复发。

第二节　病理诊断分期

1　病理诊断

MCL的诊断主要基于组织病理学检查，包括经典型、多形性和母细胞变异型，后两种类型为侵袭性亚型。形态上MCL生长模式可以是结节状、弥漫性，也可以是套区生长模式。典型免疫学表型特征为CD19（+），CD20（+），CD22（+），CD43（+），CD79a（+），CD5（+），FMC7（+），sIgM/sIgD（+++），CD23（-），CD10（-），CD200（-）和BCL6（-）。病理特征为t（11；14）（q13；q32）和cyclinD1过表达。约5%的MCL cyclinD1（-），需要FISH进一步证实，如仍然阴性，则需要加做CCND2和CCND3（2B）。WHO-HAEM5中MCL分类，主要有两种类型，一种是由成熟B细胞组成非生发中心的经典性MCL，该型无或有极少IGHV突变，有转录因子SOX11突变，临床表现为淋巴结和结外部位累及，侵袭性较强；另一型是比较少见（10%~20%）的非淋巴结性白血病型MCL（leukemic non-nodal MCL），该型是一种起源于生发中心的惰性淋巴瘤，IGHV会发生高频突变，且转录因子SOX11不表达或极少表达，临床表现为外周血、骨髓和脾脏受累。接受传统治疗的MCL中，TP53突变提示预后更差，故行TP53基因检测有助判断预后。

2 临床表现

MCL分型及临床表现见表8-1。

表 8-1　MCL 的临床表现

类型	临床表现
经典 MCL	淋巴肿大或结外累及（消化道常见），有症状
惰性 MCL	血及骨髓累及，无症状，脾大，IGHV 突变，SOX11（-）
冒烟型结内/结外 MCL	无症状，LDH 和 β_2-微球蛋白正常，淋巴结直径<3cm，脾<20cm，无高危因素
白血病型 MCL	外周血淋巴细胞增多症，偶有骨髓和脾累及，无淋巴结肿大

3　分期

参照2014年Lugano分期标准。

第三节　治疗

MCL预后较差，目前尚无标准治疗方案，推荐积极参加临床研究。目前治疗方案主要取决于患者年龄和体能状态，包括利妥昔单抗联合大剂量阿糖胞苷诱导化疗、ASCT巩固治疗、利妥昔单抗维持治疗、利妥昔单抗联合化疗等，新的治疗药物和方法也不断涌现，如BTK抑制剂、BCL2抑制剂、CAR-T细胞治疗等。

1　惰性 MCL

典型临床表现为白血病非结节型，包括脾肿大、肿瘤负荷低、Ki-67增殖分数<10%。惰性MCL指南推荐的首选方案是观察，尤其对SOX11（-）的患者。

对有症状或有任何其他治疗指征的惰性MCL，建议重新活检并行TP53突变检测来指导后续治疗，如TP53(–)可采用经典型方案治疗，TP53突变者对化疗不敏感，可考虑参加临床试验。

2　Ⅰ–Ⅱ期MCL

临床上诊断为Ⅰ/Ⅱ期MCL比较少见，50%以上都会出现胃肠道累及。对Ⅰ/Ⅱ期的MCL患者，推荐短期传统的化疗加放疗巩固。也建议放疗、化疗和低侵袭性方案，或两者结合。根据对治疗的反应，可每3~6个月观察一次。

3　Ⅲ–Ⅳ期MCL

对晚期MCL，应根据年龄、有无并发症、治疗状态和治疗目标选择合适治疗方案。主要分为“年轻且适合ASCT”，“年老或不适合ASCT”(表8–2)。

(1) 年龄≤65岁且一般状况较好、适合ASCT的患者

推荐参加合适的临床试验或行含有大剂量阿糖胞苷的高强度诱导治疗方案后ASCT巩固治疗并维持3年。应用伊布替尼联合诱导并维持治疗2年，可能取代移植。经上述治疗，患者CR 55%~90%，5年PFS 49%~61%，5年OS 63%~82%。

（2）年龄>65岁和（或）一般状况较差、不适合ASCT的患者

一般采用强度较低的常规化疗联合利妥昔单抗。R-CHOP/BR诱导治疗达到CR者应采用利妥昔单抗维持治疗，但选择R-BAC方案治疗后进行R维持无获益。虚弱患者，可考虑低毒的R-CVP、减量BR、减量R-CHOP，甚至最佳支持对症治疗。

表8-2　初治Ⅲ-Ⅳ期MCL患者治疗方案

		1级推荐	2级推荐
TP5 野生型	年龄≤65岁且一般状况较好、适合ASCT的患者	临床试验 高强度诱导*+ASCT+维持**（1A）	
	年龄>65岁和（或）一般状况较差、不适合ASCT的患者	临床试验 BR/RCHOP+R维持（1A/1B） VR-CAP	R-BAC（2A） 最佳支持治疗（2B）
TP53 突变型		临床试验	TRIANGLE+维持**（BTKi+R） R-CHOP / BR / VR-CAP

注：*RDHAP/RCHOP交替，NORDIC，R-HyperCVAD-MA等
**维持治疗，BTKi 2年+利妥昔单抗3年：伊布替尼（2A）/阿卡替尼（2B）/泽布替尼（2B）+R每8周一次

4　高侵袭性MCL

尤其母细胞或多形性变异的MCL仍是治疗难点之

一，即便进行强化疗诱导缓解，ASCT巩固治疗，联合BTKi，疗效仍远差于非侵袭性MCL。

5 复发/难治MCL的治疗

复发或难治性MCL尚无标准治疗方案，可选择一线治疗时未使用的方案。

5.1 治疗方案

目前二线及以上推荐的方案包括持续治疗与固定疗程治疗。其中持续治疗包括共价BTKi（阿卡替尼/泽布替尼）、R2、伊布替尼±利妥昔单抗。固定疗程治疗方案选择包括BR方案、硼替佐米±利妥昔单抗、R-DHAP方案、R-GemOx方案、伊布替尼+维奈托克、RBAC500方案、维奈托克±利妥昔单抗等。一项纳入国内9家医疗中心67例复发/难治MCL的研究显示，中国复发/难治MCL接受伊布替尼治疗的疗效好，安全性可控，中位PFS为21.3个月，与单药相比，伊布替尼联合治疗显示出更理想的近期疗效和起效时间。二线治疗后获得CR者可用ASCT巩固治疗。

5.2 其他

复发难治MCL对普通化疗方案药物敏感性差，致二线治疗疗效差，因此治疗方案依赖于新药。免疫化疗和BTKi治疗失败的MCL应首选CAR-T治疗（1A）。高危患者（母细胞变异型或多形性MCL，Ki-65>50%，

TP53突变，高s-MIPI，巨块>5cm，POD24）应在第一次免疫化疗失败后，BTKi应用前考虑CAR-T（1B）。共价BTKi治疗失败后还可选择非共价BTKi（Pirtobrutinib）。CAR-T完全缓解率高达60%~70%，且部分患者能获得持续缓解。ZUMA-2研究于2020年ASH大会和2021年EBMT大会公布了近期和远期随访结果：靶向CD19的CAR-T疗法KTE-X19在复发难治MCL中近期疗效出色，ORR达93%，CR率达67%，其远期疗效同样维持较好水平，预期15个月PFS为59.2%，OS为76%。

复发/难治缺乏标准治疗。需注意服用共价BTK抑制剂期间复发患者避免突然停药；若选用免疫化疗R-BAC优选（2B）。体能状态好且免疫化疗、cBTKi、CAR-T均失败患者可考虑异基因造血干细胞移植（2B）。MCL具体治疗方案见附录表19-19（35-40）。

表8-3　复发难治MCL患者治疗方案

治疗	1级推荐	2级推荐
方案	临床试验 BTKi，R2，BR或其他既往未应用过的化疗方案（2A） CAR-T（1A）	硼替佐米±R（2B） 伊布替尼+维奈托克 R-BAC（2B） 异基因造血干细胞移植（2B）

第四节　预后

MCL预后因素众多，包括临床特征，细胞形态，蛋白表达，基因遗传学，表观遗传改变以及治疗反应等。约10%~20%MCL形态存在母细胞或多形性变异，这类患者预后明显差于经典MCL。目前临床常用的预后评估体系MIPI简易套细胞淋巴瘤国际预后评分系统（s-MIPI）（详见附录表19-11）：0~3分为低危组，4~5分为中危组，6~11分为高危组，5年OS分别81%，63%，35%。MIPI-B在MIPI基础上增加Ki-67，低危<5.7，中危5.7~6.49，高危≥6.5，中位OS分别NR，58m，37m。MIPI-C应用MIPI预后以及Ki-67指数评估套细胞淋巴瘤患者预后分组（详见附录表19-12）。

第九章

边缘区细胞淋巴瘤

第一节 概述

边缘区淋巴瘤（marginal zone lymphoma，MZL）是一组异质性较强的惰性淋巴瘤，包括黏膜相关淋巴组织（mucosa-associated lymphoid tissues，MALT）淋巴瘤也称为结外边缘区淋巴瘤（extranodal marginal zone lymphoma，EMZL）、结内边缘区淋巴瘤（nodal marginal zone lymphoma，NMZL）及脾边缘区淋巴瘤（splenic marginal zone lymphoma，SMZL）三种亚型。三者在形态学、免疫表型和基因表型方面基本相似，但其临床表现和治疗选择略有差异。胃肠道是MALT淋巴瘤最常见的原发部位，约占所有MALT淋巴瘤的50%，其他常见部位包括眼附属器、腮腺、肺部、甲状腺和皮肤等，约15%~20%的患者存在骨髓受侵。大部分MALT淋巴瘤为局限性疾病，约1/3的患者表现为播散性。MZL的病因与慢性感染或炎症所致的持续免疫刺激密切相关。胃MALT淋巴瘤与幽门螺杆菌

（Hp）的慢性感染有关，小肠MALT淋巴瘤与空肠弯曲菌感染有关，22%~35%的淋巴结MZL、脾脏MZL和非胃MALT淋巴瘤中存在丙型肝炎病毒（HCV）感染。其他感染还包括与结膜和眼附属器MZL相关的鹦鹉热衣原体、与皮肤结外MZL相关的伯氏疏螺旋体和支气管结外MZL相关的木糖氧化无色杆菌。同时合并自身免疫性疾病及应用免疫抑制剂者也会增加MZL的发病率。甲状腺MALT淋巴瘤与桥本氏甲状腺炎有关，腮腺MALT淋巴瘤与干燥综合征有关，约15%的原发性肺MALT淋巴瘤合并有自身免疫病，包括多发性硬化、系统性红斑狼疮等，特别是干燥综合征，都是肺MALT淋巴瘤的危险因素。

MZL预防和早筛：由于MZL与慢性感染密切相关，因此预防措施主要围绕控制和治疗相关感染。对胃MALT淋巴瘤，Hp的根除治疗可以预防淋巴瘤的发生和复发。因此，对有Hp感染的高危人群，如慢性胃炎或有胃癌家族史的个体，应行定期的Hp检测和根除治疗。对与HCV相关的MZL，抗病毒治疗可降低HCV相关淋巴瘤的发病风险。HCV筛查应在已知HCV流行或具有HCV感染危险因素的人群中进行。

MZL无特定筛查程序，但对已知有MZL发病风险的患者，应进行定期的临床评估和实验室检查。一般人群建议临床体检，每2~3年1次；Hp感染、自身免疫性疾病患者、存在家族史等高危人群建议每年进行1次临床体检。临床体检包括但不限于全面血常规、血清LDH和影像学检查，可能的淋巴结活检和内镜检查。早期发现淋巴结肿大或器官功能异常，应进行深入的诊断性评估。

第二节 病理诊断分期

1 病理诊断

MZL的病理诊断标准主要根据形态学和免疫组化的方法来诊断，必要时进行流式细胞的检测。形态学特征包括淋巴结和脾脏的生发中心缩小、边缘区增宽。MZL典型的免疫表型为CD5（-）、CD10（-）、CD20（+）、CD21（±）、CD23（±）、CD43（±）、CyclinD1（-）以及BCL2（-）。t（11；18）、t（1；14）、t（14；18）和t（3；14）是MALT中比较常见的染色体改变。对于SMZL，也可检测-7q+、3q等染色体异常或NOTCH2、KLF2等基因突变，此外，还可通过检测MYD88突变和淋巴浆细胞淋巴瘤/华氏巨球蛋白血症（LPL/WM）鉴别，以及检测BRAF突变与毛细胞白血病进行鉴别。

2 分期

MALT淋巴瘤通常为局限性，但25%的病例可发生多灶性单器官受累和全身播散（更多发生在非胃部位）。准确的分期，可以有效地指导治疗策略选择。晚期患者的预后较差，可能需要与局限性疾病患者采取不同的治疗策略。诊断分期时应根据病变部位和任何潜在的感染或自身免疫原因定制诊断检查。根据解剖部位进行分期的推荐检查方法见表9-1。

表9-1 MALT淋巴瘤根据原发解剖部位推荐诊断检查

解剖部位	分期推荐检验检查
所有部位	血常规，乳酸脱氢酶，$β_2$-微球蛋白，肝肾功能，蛋白电泳，直接抗人球蛋白试验，外周血B细胞克隆流式细胞术检测，乙型肝炎病毒（HBV）、丙型肝炎病毒（HCV）、人类免疫缺陷病毒（HIV）血清学检查，全身CT检查，如果临床上怀疑有组织学转化，进行PET/CT检查
胃部	包含幽门螺旋杆菌检测的内窥镜检查或C14尿素呼气试验，进行t（11；18）易位的荧光原位杂交（FISH）检测
小肠	空肠弯曲菌感染状态检测
结肠	胃肠镜
腮腺	头颈部MRI，可提取核抗原（抗Ro/La）检测
眼附属器	头颈部MRI，隐球菌状态检测，泪腺可提取核抗原（抗Ro/La）检测
肺部	支气管镜检查和支气管肺泡灌洗
甲状腺	甲状腺超声检查，甲状腺功能测试，甲状腺过氧化物酶抗体检测
硬脑膜	头部MRI

目前淋巴瘤应用最广泛的分期系统是Lugano分期，但是该分期系统对MZL只适于非胃或结内MZL，胃肠道常用Ann Arbor分期系统的Lugano改良版或胃肠道淋巴瘤的TNM分期系统（巴黎分期）见表9-2，而SMZL通常为脾单发，通过脾脏切除进行诊断和分期。

表9-2 MZL分期系统

<table>
<tr><th>分期</th><th colspan="2">Ann Arbor分期系统的Lugano改良版</th><th>TNM分期</th><th>肿瘤浸润</th></tr>
<tr><td rowspan="4">Ⅰ期</td><td colspan="4">局限于胃肠道（非连续性单个或多个病灶）</td></tr>
<tr><td>ⅠE</td><td>Ⅰ1＝黏膜，黏膜下</td><td>T1N0M0</td><td>黏膜，黏膜下</td></tr>
<tr><td>ⅠE</td><td>Ⅰ2＝固有肌层，浆膜</td><td>T2N0M0</td><td>固有肌层</td></tr>
<tr><td>ⅠE</td><td></td><td>T3N0M0</td><td>浆膜</td></tr>
<tr><td rowspan="4">Ⅱ期</td><td colspan="4">扩展到腹部</td></tr>
<tr><td>ⅡE</td><td>Ⅱ1＝区域淋巴结累及</td><td>T1-3N1M0</td><td>胃周淋巴结</td></tr>
<tr><td>ⅡE</td><td>Ⅱ2＝远处淋巴结累及</td><td>T1-3N2M0</td><td>远处区域淋巴结</td></tr>
<tr><td>ⅡE</td><td>穿透浆膜累及邻近器官和组织</td><td>T4N0M0</td><td>侵犯邻近结构</td></tr>
<tr><td>Ⅳ期</td><td>Ⅳ</td><td>广泛结外累及或合并膈上淋巴结累及</td><td>T1-4N3M0</td><td>淋巴结侵犯横膈两侧/远处转移（骨髓或其他结外部位）</td></tr>
</table>

2014年Lugano分类中推荐CT扫描进行分期，但PET/CT因其能提供更敏感的疾病活动信息，在MZL的

诊断和疗效评估中的作用得到了更多的认可，在评估治疗前的疾病负荷、怀疑疾病进展或是组织学转化时，PET/CT可作为一个有价值的工具评估。

第三节　治疗

1　治疗前评估

1.1　推荐对初诊Ⅱ2或ⅡE或Ⅳ期的胃MALT治疗的指征

包括：①符合临床试验入组条件；②存在淋巴瘤相关的临床症状；③胃肠道出血；④终末器官损害；⑤大肿块；⑥持续或快速疾病进展；⑦患者意愿；对于初诊Ⅳ期非胃MALT患者只有在诊断性手术切除病灶或者放疗可能导致严重并发症时可考虑对患者进行观察。

1.2　推荐对初诊Ⅲ–Ⅳ期NMZL治疗的指征

和滤泡淋巴瘤一样采用GELF标准，包括：①存在≥3个不同区域受累淋巴结、且每个受累淋巴结直径≥3cm；②存在直径>7cm的任何淋巴结或淋巴结外病灶；③存在B症状；④脾肿大；⑤器官压迫症状，胸、腹腔积液；⑥本病导致的血细胞减少；⑦持续或快速疾病进展；⑧符合临床试验入组条件。

1.3 推荐对初诊SMZL治疗的指征

包括：①进行性或疼痛性脾肿大；②症状性或进行性血细胞减少如HB<100g/L、PLT<80×10⁹/L、中性粒细胞绝对值（ANC）<1.0×10⁹/L（注意与自身免疫因素导致的血细胞减少进行鉴别）。

2 治疗

初治MZL的治疗策略应参考原发部位和疾病分期。

2.1 局限期MZL

（1）MALT淋巴瘤

对于原发胃MALT淋巴瘤，Hp阳性者均应首先行抗Hp治疗。抗Hp治疗后3个月应复查Hp状态和胃镜，如肿瘤无残留且Hp为阴性，则后续每6~12个月复查胃镜直至5年；如肿瘤残存而Hp阴性，患者无症状可再观察3个月后复查或接受ISRT，有症状者应接受ISRT；对肿瘤无残存而Hp阳性患者，应接受二线抗Hp治疗；如肿瘤残存且Hp阳性，疾病无进展可考虑二线抗Hp治疗，疾病较疗前进展，应考虑二线抗Hp治疗+ISRT。对Ⅱ期、大包块、具有t（11；18），治疗前Hp阴性者或抗Hp治疗的无应答者可选择ISRT，如ISRT存在禁忌证，也可选择利妥昔单抗治疗。

对非原发胃MALT淋巴瘤，ISRT具有良好疗效。眼附属器结外边缘区淋巴瘤（OA-EMZL）是最常见的非原发胃MALT淋巴瘤。针对我国人群的最新研究提示，Ⅰ期OA-EMZL患者显示出低度侵袭性特征。5年的随访期内，无论患者接受放疗、观察等待、手术或全身治疗，与中国普通人群相比，罹患OA-EMZL并未增加患者的死亡风险，且呈现极低的淋巴瘤相关死亡。然而，放疗显示出显著优势，不仅可降低疾病失败累积风险，且无严重治疗毒副反应。研究结果进一步支持放疗可作为Ⅰ期OA-EMZL患者安全且有效的治疗手段。如存在ISRT禁忌证，可选择利妥昔单抗治疗。对某些特定部位的结外MALT淋巴瘤（如肺、乳腺、甲状腺等），可选择手术切除，若术后切缘阳性，强烈建议术后接受ISRT，切缘阴性的可以选择观察随访。

（2）淋巴结MZL

对Ⅰ期和局限Ⅱ期患者，推荐ISRT，也可考虑ISRT+利妥昔单抗±化疗；对广泛Ⅱ期患者，推荐利妥昔单抗±化疗±ISRT，无症状者也可选择观察随访。

（3）脾MZL

对脾MZL，脾切除术既是诊断方法也是治疗手段。对无脾大、无症状或无进展性血细胞减少的SMZL患者，可采取观察随访的策略。对未经脾切除术的MZL患者，如果HCV阳性，评估肝功能，如无抗病毒禁忌证，可以考虑抗HCV治疗。如果HCV阴性且患者具有脾肿大导致的血细胞下降或不适症状，利妥昔单抗是首选的治疗手段，而脾切除术可作为对利妥昔单抗无效的挽救治疗。

2.2 进展期MZL

对无治疗指征的ⅡE/Ⅱ2/Ⅳ期原发胃的MALT淋巴瘤以及Ⅲ/Ⅳ期或者经局部放疗失败的MZL，如无治疗指征，推荐观察随访；如有治疗指征，推荐利妥昔单抗联合化疗（苯达莫司汀、CHOP或CVP），如不能耐受上述化疗方案，也可选择利妥昔单抗联合环磷酰胺、苯丁酸氮芥或者来那度胺。治疗指征包括出现淋巴瘤相关症状、影响器官功能、淋巴瘤所致血细胞减少、大肿块、脾大、6个月内疾病持续进展。对一线治疗后肿瘤缓解患者，可考虑利妥昔单抗每8~12周一次，巩固维持治疗2年。

2.3 复发/难治性MZL

对复发/难治性MZL，目前仍无最佳治疗方案推荐。如局部复发可考虑局部放疗；对既往含利妥昔单抗方案治疗失败的边缘区淋巴瘤，如既往全身治疗有效且缓解期超过2年，可考虑重复之前的治疗方案（蒽环类药物除外）。但对2年之内出现疾病进展或二线方案治疗失败者，则需更换其他非交叉耐药的免疫化疗方案，甚至包括干细胞移植。可选择的非交叉耐药治疗方案包括CD20单抗（利妥昔单抗或奥妥珠单抗）联合苯达莫司汀、R-CHOP/CVP、来那度胺±CD20单抗、单药CD20单抗、放疗和CAR-T细胞治疗。经过上述治疗后如能获CR或PR，可用利妥昔单抗或奥妥珠单抗作为维持巩固治疗。

新药方面，目前多种BTK抑制剂，如伊布替尼、泽布替尼和阿卡替尼已经过美国FDA批准用于一线以上含CD20单抗治疗后进展的MZL患者。基于一项专门针对中国复发/难治性边缘区淋巴瘤人群的多中心临床研究数据，奥布替尼表现出稳健的缓解率及良好的耐受性。由此，2023年我国国家药品监督管理局批准奥布替尼用于治疗复发/难治性边缘区淋巴瘤患者。另外，多种PI3K抑制剂对于多线治疗后的MZL也显示出良好的疗效和安全性。最新研究提示CAR-T治疗在既往接受2线以上复发/难治性MZL中显示出潜在的疗效及安全性。同时，我国目前应用CAR-T治疗复发/难治性且伴有组织病理学转化的MZL也积累了一定经验。值得注意的是，目前无论是PI3K抑制剂还是CAR-T治疗，我国暂未批准常规用于治疗复发/难治性MZL。总而言之，鉴于目前复发/难治性MZL缺乏标准治疗方案推荐，患者参加临床研究也是合理的选择。MZL具体治疗方案见附录表19-19（41-44）。

表 9-3　初治 MZL 患者治疗方案

分期	分层1	分层2	分层3	Ⅰ级专家推荐	Ⅱ级专家推荐	Ⅲ级专家推荐
Ⅰ/Ⅱ期	结外	原发胃	Hp阳性 t（11;18）阴性 或t（11;18）未知	抗Hp治疗 （2A类）		
			Hp阳性 t（11;18） 阳性	抗Hp治疗+放疗 （2A类） 抗Hp治疗+利妥昔单抗（放疗禁忌） （2A类）		
			Hp阴性	放疗（2A类证据） 或利妥昔单抗 （放疗） （2A类）		
Ⅰ/Ⅱ期	结外	非原发胃		放疗 （2A类）	利妥昔单抗 （2A类）	
	结内			放疗 （2A类）	利妥昔单抗 （2A类）	
	脾	HCV阳性		抗HCV治疗（2A类）		
		HCV阴性		利妥昔单抗（2A类） 脾切除 （2A类）		

续表

分期	分层1	分层2	分层3	Ⅰ级专家推荐	Ⅱ级专家推荐	Ⅲ级专家推荐
Ⅲ/Ⅳ期	无症状			等待观察(2A类)	临床试验(2A类)	
	有症状	一线方案		利妥昔单抗+苯丁酸氮芥(1B类) 利妥昔单抗+苯达莫司汀(2A类) R-CHOP(2A类) R-CVP(2A类) 利妥昔单抗+来那度胺(2A类)	临床试验(2A类) 利妥昔单抗+化疗→利妥昔单抗维持(2A类) 利妥昔单抗+氟达拉滨(2A类)	利妥昔单抗(3类)
Ⅲ/Ⅳ期	有症状	二线方案		利妥昔单抗/奥妥珠单抗+苯达莫司汀(2A类) R-CHOP(2A类) R-CVP(2A类) 利妥昔单抗+来那度胺(2A类)	伊布替尼(2A类) 泽布替尼(2A类) 奥布替尼(2A类)	

第四节　预后

MZL在我国为惰性B细胞淋巴瘤的常见类型，临床表现、生物学、病因学和治疗选择具有明显异质性，但总体预后较好。与其他淋巴瘤亚型一样，MZL早期疾病进展与较差的预后相关。系统治疗后24个月内疾病进展（POD24）的患者组织学转化率较高，且OS更差。因此，MZL的（POD24）可能与其不良生物学特性相关，并可在随访中作为预后差的标志物进行观察，甚至有可能作为MZL临床研究有价值的观察终点。

MZL的随访参照2014年Lugano会议推荐标准。随访内容包括病史、体格检查、常规实验室检查、影像学检查等。与感染及自身免疫性疾病相关的MZL患者同时应注意相关高危因素的定期监测和治疗，如幽门螺旋杆菌和丙型肝炎病毒等。

MZL随访频率：①可治愈的早期患者：治疗结束后的前2年每3个月复查1次，以后每6个月复查1次至5年。此后每年复查1次。②不可治愈的晚期患者：建议每3~6个月复查1次，维持终生。当临床出现可疑复发征象时应尽早检查，对新出现的病灶尽量活检，以病理确诊。

第十章

慢性淋巴瘤细胞白血病/小淋巴细胞淋巴瘤

第一节 概述

慢性淋巴细胞白血病（CLL）/小淋巴细胞淋巴瘤（SLL）是一种成熟B淋巴细胞克隆增殖性肿瘤，临床表现外周血淋巴细胞增多、肝脾及淋巴结肿大，并累及淋巴系统以外其他器官，晚期可表现为骨髓衰竭。CLL与SLL具有同样的病理和免疫表型特点。不同的是，CLL疾病主要集中在外周血中，而SLL疾病主要集中在淋巴结。CLL/SLL是西方最多见的白血病类型，占到全部白血病的25%~35%，欧美人群中年发病率达到4~5/10万。男性多见，男女比例1.2~1.7：1。而亚洲人群CLL/SLL的发病率明显低于欧美。日本、韩国等地人口登记资料显示的发病率大约是欧美的十分之一。CLL/SLL老年发病，欧美报告的中位发病年龄在70~75岁，而我国的中位发病年龄为60~65岁。

第二节　病理诊断分期

1　诊断

慢性淋巴细胞白血病的诊断需要满足以下诊断标准：

达到以下3项标准可以诊断CLL：①外周血单克隆B淋巴细胞计数≥5×10^9/L，且持续≥3个月（如具有典型的CLL免疫表型、形态学等特征，时间长短对CLL的诊断意义不大）；②外周血涂片特征性的表现为小的、形态成熟的淋巴细胞显著增多，其细胞质少、核致密、核仁不明显、染色质部分聚集，并易见涂抹细胞；外周血淋巴细胞中不典型淋巴细胞及幼稚淋巴细胞≤55%；③外周血典型的流式细胞学免疫表型：$CD19^+$、$CD5^+$、$CD23^+$、$CD200^+$、$CD10^-$、$FMC7^-$、$CD43^{+/-}$；表面免疫球蛋白（sIg）、CD20、CD22及CD79b的表达水平低于正常B细胞（dim）。流式细胞学确认B细胞的克隆性，即B细胞表面限制性表达κ或λ轻链（κ：λ>3：1或<0.3：1）或>25%的B细胞sIg不表。

SLL与CLL是同一种疾病的不同临床表现，约20%的SLL进展为CLL。淋巴组织具有CLL的细胞形态与免疫表型特征，确诊必须依赖病理组织学及免疫组化检查。临床特征：①淋巴结和（或）脾、肝肿大；②无血细胞减少；③外周血单克隆B淋巴细胞$<5\times 10^9$/L。CLL与SLL的主要区别在于前者主要累及外周血和骨髓，而后者则主要累及淋巴结和骨髓（此特征很重要，对骨髓受累SLL患者可以利用骨髓标本进行流式细胞术免疫分型、染色体核型分析、基因突变等检测）。Lugano Ⅰ期SLL可局部放疗，其他SLL的治疗指征和治疗选择同CLL。

单克隆B淋巴细胞增多症（MBL）：是指健康个体外周血存在低水平的单克隆B淋巴细胞。诊断标准：①B细胞克隆性异常；②外周血单克隆B淋巴细胞$<5\times 10^9$/L；③无肝、脾、淋巴结肿大（淋巴结长径<1.5cm）；④无贫血及血小板减少；⑤无慢性淋巴增殖性疾病（CLPD）的其他临床症状。根据免疫表型分为3型：CLL样表型、不典型CLL样表型和非CLL样表型。对于后二者需全面检查，如影像学、骨髓活检等，以排除外周血受累的非霍奇金淋巴瘤。对于CLL样表型MBL，需根据外周血克隆性B淋巴细胞计数分为“低计数”MBL（克隆性B淋巴细胞$<0.5\times 10^9$/L）和“高计数”MBL（克隆性B淋巴细胞$\geq 0.5\times 10^9$/L），“低计数”MBL无需常规临床随访，而“高计数”MBL的免疫表型、遗传学与分子生物学特征与Rai 0期CLL接近，需定期随访。几乎所有的CLL来自CLL表型的

MBL，所以确诊的CLL患者，应尽可能追溯既往血细胞变化，可以初步了解疾病进展速度。对于非CLL表型的MBL，应进行包括影像学在内的系统检查，以排除其他外周血受累的非霍奇金淋巴瘤。

2 鉴别诊断

根据外周血淋巴细胞计数明显升高、典型的淋巴细胞形态及免疫表型特征，大多数CLL容易诊断，但尚需与其他疾病，特别是其他B慢性淋巴细胞增殖性疾病（B-CLPD）相鉴别。根据CLL免疫表型积分系统（$CD5^+$、$CD23^+$、$FMC7^-$、sIg^{dim}、$CD22/CD79b^{dim/-}$ 各积1分），CLL积分为4~5，其他B-CLPD为0~2分。积分≤3分的患者需要结合淋巴结、脾脏、骨髓组织细胞学及遗传学、分子生物学检查等进行鉴别诊断，特别是套细胞淋巴瘤（MCL）、白血病期的边缘区淋巴瘤（MZL）[尤其是脾边缘区淋巴瘤（SMZL）]、淋巴浆细胞淋巴瘤（LPL），一般不同时表达CD5和CD23。

大多数CLL细胞表达CD5（表达强度低于T细胞，临床上需注意假阴性可能）和B细胞抗原CD19、CD20和CD23。典型的CLL免疫表型为$CD5^+$、$CD23^+$、$CD200^+$、$CD43^{+/-}$、$CD10^-$、$CD19^+$、$CD20^{dim}$（dim：弱表达）、sIg^{dim}和$CyclinD1^-$（此抗原需通过免疫组织化学检测）；部分患者可能表现为sIg^{bright}（bright：强表

达）、CD23$^{-/dim}$、FMC7 弱阳性。由于同样是 CD5^{+} 的 MCL，FMC7^{+}、CD23^{-}，sIg 及 CD20 表达强于 CLL，与 CLL 有类似的免疫表型，因此对于免疫表型不典型的 CLL（CD23^{dim}或阴性、CD20^{bright}、sIg^{bright}或 FMC-7^{+}等），需要采用免疫组织化学染色检测 CyclinD1、SOX11、LEF1 等（CLL 表达 LEF1，MCL 表达 CyclinD1 及 SOX11）以及 FISH 检测 t（11；14），以便与 MCL 鉴别。CD200^{+}可用于区分 CLL 和 MCL，后者通常为 CD200^{-}。

3　分期

临床上评估预后最常使用 Rai 和 Binet 两种临床分期系统（表 10-1）。这两种分期均仅需体检和简单实验室检查，无需进行超声、CT 或 MRI 等影像学检查。这两种临床分期系统存在以下缺陷：①处于同一分期的患者，其疾病发展过程存在异质性；②不能预测早期患者疾病是否进展以及进展的速度，而目前大多患者诊断时是处于疾病早期。

表 10-1　CLL 临床分期系统

分期	定义
Binet 分期	
Binet A	MBC≥5×10^{9}/L，HGB≥100g/L，PLT≥100×10^{9}/L，<3 个淋巴区域[a]

续表

分期	定义
Binet B	MBC≥5×10^9/L，HGB≥100g/L，PLT≥100×10^9/L，≥3个淋巴区域
Binet C	MBC≥5×10^9/L，HGB<100g/L 和（或）PLT<100×10^9/L
Rai分期	
Rai 0	仅MBC≥5×10^9/L
Rai Ⅰ	MBC≥5×10^9/L+淋巴结肿大
Rai Ⅱ	MBC≥5×10^9/L+肝和（或）脾肿大±淋巴结肿大
Rai Ⅲ	MBC≥5×10^9/L+HGB<110 g/L±淋巴结/肝/脾肿大
Rai Ⅳ	MBC≥5×10^9/L+PLT<100×10^9/L±淋巴结/肝/脾肿大

第三节　治疗

1　治疗前评估

CLL治疗前（包括复发患者治疗前）必须对患者进行全面评估。

表10-2　CLL患者治疗评估内容

评估项目	评估内容
病史和体格检查	特别是淋巴结（包括咽淋巴环和肝、脾大小）
体能状态	ECOG和/或疾病累积评分表（CIRS）评分
B症状	盗汗、发热、体重减轻、疲乏
血常规	包括白细胞计数及分类、血小板计数、血红蛋白水平等
血生化	包括肝肾功能、电解质、血清乳酸脱氢酶（LDH）、尿酸等

续表

评估项目	评估内容
血清指标	β_2-微球蛋白
骨髓检查	外周血涂片、流式细胞术淋巴细胞免疫分型用于CLL诊断[a]
染色体核型分析	常规染色体核型分析（CpG+IL2刺激）
荧光原位杂交	FISH检测del（13q）、+12、del（11q）、del（17p）
基因突变	TP53突变状态、IGHV突变状态[b]
感染筛查	乙型肝炎病毒（HBV）、丙型肝炎病毒（HCV）、人类免疫缺陷病毒（HIV）、巨细胞病毒（CMV）、EB病毒（EBV）检测
特殊情况下检测	免疫球蛋白（IgG、IgA、IgM）定量；心电图、超声心动图检查（拟采用BTK抑制剂、蒽环类或蒽醌类药物治疗时）；颈、胸、腹、盆腔增强CT检查；如果怀疑组织学转化，则行PET/CT检查以指导活检部位

注：a：免疫组化应在治疗前、疗效评估期间和确定血细胞减少的原因时进行。典型病例诊断和常规随访不需要骨髓检查。
b：TP53等基因亚克隆突变可能具有预后意义。因此，如果条件允许，建议采用二代测序检测基因突变。

2　治疗指征

不是所有CLL都需要治疗，具备以下至少1项时指征时才需开始治疗（表10-3）。

表10-3　CLL治疗指征

1. 进行性骨髓衰竭的证据：表现为血红蛋白和（或）血小板进行性减少
2. 巨脾（如左肋缘下>6cm）或有症状的脾肿大

3. 巨块型淋巴结肿大（如最长直径>10cm）或有症状的淋巴结肿大
4. 进行性淋巴细胞增多，如2个月内淋巴细胞增多>50%，或淋巴细胞倍增时间（LDT）<6个月。如初始淋巴细胞<30×10^9/L，不能单凭LDT作为治疗指征。在无白细胞淤滞的情况下，淋巴细胞计数绝对值并非治疗指征
5. 自身免疫性溶血性贫血（AIHA）和（或）免疫性血小板减少症（ITP）对皮质类固醇反应不佳
6. 至少存在下列一种疾病相关症状：① 在前6个月内无明显原因的体重下降≥10%；② 严重疲乏（如ECOG体能状态≥2；不能进行常规活动）；③ 无感染证据，体温>38.0 ℃，≥2周；④ 无感染证据，夜汗淋漓>1个月
7. CLL/SLL所致的有症状的脏器功能异常（如：皮肤、肾、肺、脊柱等）
8. 临床试验：符合所参加临床试验的入组条件

不符合上述治疗指征的患者，每2~6个月随访1次，随访内容包括临床症状及体征，肝、脾、淋巴结肿大情况和血常规等。

3 一线治疗

根据TP53缺失和（或）突变、年龄及身体状态进行分层治疗（表10-4）。患者的体能状态和实际年龄均为重要的参考因素，治疗前评估患者的CIRS评分和身体适应性极其重要。因CLL目前仍为不可治愈的疾病，鼓励所有患者参加临床试验。

表 10-4 CLL 一线治疗方案

分层1	分层2	分层3	Ⅰ级推荐	Ⅱ级推荐	Ⅲ级推荐
无治疗指征			观察等待，每 2~6 个月随访 1 次		
有治疗指征	无 del（17p）/TP53 基因突变	存在严重伴随疾病（CIRS 评分 > 6分）	泽布替尼（优先推荐） 伊布替尼*	奥布替尼 阿可替尼±奥妥珠单抗 维奈克拉±利妥昔单抗/奥妥珠单抗 苯丁酸氮芥+利妥昔单抗/奥妥珠单抗 参加临床试验	苯丁酸氮芥 利妥昔单抗 奥妥珠单抗
有治疗指征	无 del（17p）/TP53 基因突变	无严重伴随疾病（CIRS 评分 ≤ 6分）	泽布替尼（优先推荐） 伊布替尼*	奥布替尼 阿可替尼±奥妥珠单抗 维奈克拉±利妥昔单抗/奥妥珠单抗 氟达拉滨+环磷酰胺+利妥昔单抗，用于 IGHV 有突变，且小于 65 岁 苯达莫司汀+利妥昔单抗，用于 IGHV 有突变，且 65 岁及以上 BTK 抑制剂+维奈克拉 参加临床试验	氟达拉滨+环磷酰胺+利妥昔单抗+BTK 抑制剂 苯达莫司汀+利妥昔单抗+BTK 抑制剂 氟达拉滨+环磷酰胺

续表

分层1	分层2	分层3	Ⅰ级推荐	Ⅱ级推荐	Ⅲ级推荐
有治疗指征	有 del（17p）/TP53 基因突变		泽布替尼（优先推荐） 伊布替尼* 维奈克拉+利妥昔单抗/奥妥珠单抗 参加临床试验	奥布替尼 阿可替尼±奥妥珠单抗	大剂量甲泼尼龙+利妥昔单抗/奥妥珠单抗

注：*伊布替尼出于不良反应考量，使用前需完善基线心血管疾病风险评估

4　复发或难治性患者的治疗

复发：患者达到完全缓解（CR）或部分缓解（PR），≥6个月后疾病进展（PD）；难治：治疗失败（未获PR）或最后1次化疗后<6个月PD。复发、难治患者的治疗指征、治疗前检查同一线治疗，在选择治疗方案时除考虑患者的年龄、体能状态及遗传学等预后因素外，应同时综合考虑患者既往治疗方案的疗效（包括持续缓解时间）及耐受性等因素（表10-5）。CLL具体治疗方案见附录表19-19（45-49）。

表 10-5 复发难治 CLL 治疗方案

分层1	分层2	分层3	Ⅰ级推荐	Ⅱ级推荐	Ⅲ级推荐
无治疗指征			观察等待，每 2~6 个月随访 1 次		
有治疗指征	无 del(17p)/TP53 基因突变	存在严重伴随疾病（CIRS 评分 > 6 分）	泽布替尼（优先推荐） 奥布替尼 阿可替尼±奥妥珠单抗 伊布替尼* 维奈克拉±利妥昔单抗/奥妥珠单抗（BTK 抑制剂耐药/不耐受） 参加临床试验	苯丁酸氮芥+利妥昔单抗/奥妥珠单抗 PI3K 抑制剂（BTK 抑制剂、BCL2 抑制剂耐药/不耐受）	大剂量甲泼尼龙+利妥昔单抗/奥妥珠单抗 来那度胺±利妥昔单抗/奥妥珠单抗
		无严重伴随疾病（CIRS 评分 ≤ 6 分）	泽布替尼（优先推荐） 奥布替尼 阿可替尼±奥妥珠单抗 伊布替尼* 维奈克拉±利妥昔单抗/奥妥珠单抗（BTK 抑制剂耐药/不耐受） 参加临床试验	苯达莫司汀+利妥昔单抗±BTK 抑制剂 氟达拉滨+环磷酰胺+利妥昔单抗±BTK 抑制剂 PI3K 抑制剂（BTK 抑制剂、BCL2 抑制剂耐药/不耐受）	大剂量甲泼尼龙+利妥昔单抗/奥妥珠单抗 来那度胺±利妥昔单抗/奥妥珠单抗

续表

分层1	分层2	分层3	Ⅰ级推荐	Ⅱ级推荐	Ⅲ级推荐
有治疗指征	有del(17p)/TP53基因突变		泽布替尼(优先推荐) 奥布替尼 阿可替尼±奥妥珠单抗 伊布替尼* 维奈克拉±利妥昔单抗/奥妥珠单抗(BTK抑制剂耐药/不耐受) 参加临床试验	大剂量甲泼尼龙+利妥昔单抗/奥妥珠单抗 PI3K抑制剂(BTK抑制剂、BCL2抑制剂耐药/不耐受)	来那度胺±利妥昔单抗

5 组织学转化或进展

对临床上疑有转化的患者，应尽可能进行淋巴结切除活检明确诊断，当无法切除活检时，可行粗针穿刺，结合免疫组化、流式细胞学等辅助检查明确诊断。PET/CT检查可用于指导活检部位（摄取最高部位）。

组织学转化在组织病理学上分为弥漫大B细胞淋巴瘤（DLBCL）与经典型霍奇金淋巴瘤（cHL）。对于前者，应进行CLL和转化后组织的IGHV测序以明确两者是否为同一克隆起源。

组织学进展包括：① 加速期CLL：增殖中心扩张

或融合（大于20倍高倍视野）且Ki-67>40%或每个增殖中心>2.4个有丝分裂象；② CLL伴幼淋细胞增多（CLL/PL）：外周血的幼稚淋巴细胞比例增加（>10%~55%）。

治疗前除进行常规CLL治疗前评估外，还需要进行PET/CT检查或增强CT检查。

5.1 Richter综合征

对Richter综合征患者，需根据转化的组织学类型以及是否为克隆相关决定治疗方案。

（1）克隆无关的DLBCL：参照DLBCL进行治疗。

（2）克隆相关的DLBCL或不明克隆起源：可选用免疫化疗[R-DA-EPOCH、R-HyperCVAD（A方案）、R-CHOP]±维奈克拉或±BTK抑制剂、PD-1单抗±BTK抑制剂、参加临床试验等方案，如取得缓解，尽可能进行异基因造血干细胞移植，否则参照难治复发DLBCL治疗方案。

（3）经典型HL：参考cHL治疗方案。

5.2 CLL/PL或加速期CLL

CLL/PL或加速期CLL不同于Richter综合征，但预后较差，迄今为止最佳的治疗方案尚不明确。临床实践中，参照CLL治疗方案。

6 支持治疗

6.1 感染预防

对反复感染且IgG<5g/L的CLL患者，需行静脉注射丙种球蛋白（IVIG）至IgG>5g/L以提高机体非特异性免疫力。对使用BTK抑制剂、嘌呤类似物或苯达莫司汀为基础的免疫化疗、维奈克拉或PI3K抑制剂治疗的患者，建议预防疱疹病毒、肺囊虫肺炎（PJP）预防，必须密切监测包括乙型肝炎病毒（HBV）和巨细胞病毒（CMV）等病毒指标。

6.2 病毒再激活

（1）HBV：所有接受治疗的患者均进行乙肝表面抗原（HBsAg）和核心抗体（HBcAb）检测。仅在有一项筛查试验阳性时，才用PCR和表面抗体定量检测乙肝病毒载量。建议所有HBsAg阳性并且接受治疗的患者采用恩替卡韦预防性抗病毒治疗。如果有活动性疾病（HBV-DNA阳性），则考虑治疗/管理而不是预防性治疗。如果HBcAb呈阳性，首选预防性抗病毒治疗；然而，若同时存在高水平乙肝表面抗体，可进行乙肝病毒载量连续监测。首选恩替卡韦，避免使用拉米夫定，因为存在耐药风险。阿德福韦、替比夫定和替诺福韦在内的其他抗病毒药物已被证明是有效的治疗，可作为替代治疗。治疗期间应每月1次HBV-DNA

检测，治疗结束后每3个月1次。如病毒载量持续检测不出，可考虑改为预防性治疗。如病毒载量未能下降或既往未检出的PCR转为阳性，请咨询肝病科医生并停止抗CD20抗体治疗。抗肿瘤治疗结束后，预防性治疗应至少维持12个月。HBV仍具有活性的患者，治疗的持续时间应咨询肝病科医生

（2）HCV：大型流行病学研究、分子生物学研究以及临床观察资料的新证据，支持HCV与B细胞NHL有关。最近批准的针对基因1型HCV慢性携带者的直接作用抗病毒（DAA）药物表现出很高的持续病毒应答率。

（3）CMV：接受PI3K抑制剂治疗的患者中CMV再激活的风险很高。目前对适当筛查的建议存在争议。CMV-DNA至少每4周检测一次。可在CMV-DNA阳性时使用更昔洛韦（口服或静脉注射）治疗，必要时，请传染病专家协助诊治。

6.3 免疫性血细胞减少

（1）AIHA：采用网织红细胞计数、结合珠蛋白和DAT进行诊断。氟达拉滨相关的自身免疫性溶血，应停止使用并避免再次使用。

（2）ITP：检查骨髓以明确血小板减少原因。

（3）纯红细胞再生障碍性贫血（PRCA）：网织红细胞计数和骨髓检查以明确诊断。

（4）治疗：糖皮质激素是一线方案，无效的患者可选择行利妥昔单抗、IVIG、环孢素A及脾切除等，或基于BTK抑制剂的糖皮质激素难治性或复发性免疫性血细胞减少治疗。

6.4 肿瘤溶解综合征（TLS）

对TLS发生风险较高的患者，应密切监测相关血液指标（钾、尿酸、钙、磷及LDH等）和临床症状（恶心呕吐、呼吸短促、心律不齐、尿液混浊、嗜睡和/或关节不适），同时进行充足的水化碱化利尿。对接受维奈克拉、化学免疫治疗、来那度胺和奥妥珠单抗治疗的患者，尤其采用维奈克拉治疗的患者应进行TLS危险分级并予以相应的预防措施。TLS低风险患者：化疗前2~3天开始给予别嘌醇或非布司他，持续10~14天。中风险患者：别嘌醇或非布司他或如果肾功能不全和尿酸、钾和/或磷酸>正常值上限（ULN），则使用拉布立酶。高风险患者：用拉布立海。拉布立酶使用前需进行葡萄糖-6-磷酸脱氢酶（G6PD）检测，有G6PD病史的患者禁用拉布立海，可改用别嘌醇。

6.5 疫苗接种

（1）避免所有活疫苗。

（2）每年接种流感疫苗（应避免减毒活流感疫苗）。

（3）肺炎球菌多糖疫苗：肺炎球菌多糖疫苗，每5年一次或在血清学检测的基础上维持保护性血清学抗体水平。对于新诊断的肺炎球菌病患者，应接种肺炎球菌结合疫苗。

（4）重组带状疱疹疫苗，辅助治疗未经治疗或接受过BTK抑制剂的患者。

（5）建议所有CLL/SLL患者接种COVID-19疫苗。早期数据表明，无论CLL/SLL治疗状态如何，CLL/SLL患者对COVID-19疫苗接种的保护反应率可能较低。因此，已经接种疫苗的CLL/SLL患者仍建议的预防措施，如佩戴口罩、保持社交距离及勤洗手，直到有额外的数据进一步阐明其风险。针对刺突蛋白的抗体滴度与该人群的保护性免疫之间的相关性如有尚未确定，任何保护的持续时间也尚不清楚。因此，不能就抗体检测或基于抗体检测结果的行动提出建议。此外，在COVID-19疫苗接种后，没有评估细胞免疫的检测手段。

7 疗效评价

在CLL患者的治疗中应定期进行疗效评估，诱导治疗通常以6个疗程为宜，建议治疗3~4个疗程时进行中期疗效评估，疗效标准见表10-6。

CR：达到表10-6所有标准，无疾病相关症状；

骨髓未恢复的CR（CRi）：除骨髓未恢复正常外，其他符合CR标准；PR：至少达到2个A组标准+1个B组标准；疾病稳定（SD）：疾病无进展同时不能达到PR；PD：达到任何1个A组或B组标准；复发：患者达到CR或PR，≥6个月后PD；难治：治疗失败（未获CR或PR）或最后1次化疗后<6个月PD；伴有淋巴细胞增高的PR（PR-L）：BCR信号通路的小分子抑制剂如BTK抑制剂和PI3Kδ抑制剂治疗后出现短暂淋巴细胞增高，淋巴结、脾脏缩小，淋巴细胞增高在最初几周出现，并会持续数月，此时单纯的淋巴细胞增高不作为疾病进展。

对于初步疗效评估为CR的患者，应进行骨髓穿刺及活检检查。骨髓检查时机：化疗或化学免疫治疗方案结束后治疗2个月；BTK抑制剂需要持续治疗的患者，应在患者达到最佳反应至少2个月后。骨髓活检是确认CR的必需检查，对于其他条件符合CR而免疫组织化学显示存在CLL细胞组成的淋巴小结的患者，评估为结节性部分缓解（nPR）。SLL疗效评估参照2014 Lugano淋巴瘤疗效评估标准。

MRD评估：固定疗程治疗结束后外周血中未检出MRD是治疗效果的重要预测因素。等位基因特异性幕核酸聚合酶链反应（ASO-PCR）和六色流式细胞术（MRD流式）是两种检测方法，用于检测10^{-4}到10^{-5}水平的MRD。基于NGS的分析已经显现更高的灵敏度，因此支持检测处于10^{-6}水平的MRD。根据标准化ERIC方法或标准化NGS方法，应该使用灵敏度为10^{-4}的分析进行MRD评估。

表10–6　CLL疗效标准

参数	CR	PR	PR–L	PD
A组：用于评价肿瘤负荷				
淋巴结肿大	无>1.5 cm	缩小≥50%	缩小≥50%	增大≥50%
肝脏肿大	无	缩小≥50%	缩小≥50%	增大≥50%
脾脏肿大	无	缩小≥50%	缩小≥50%	增大≥50%
骨髓	增生正常，淋巴细胞比例<30%，无B细胞性淋巴小结；骨髓增生低下则为CR伴骨髓造血不完全恢复	骨髓浸润较基线降低≥50%，或出现B细胞性淋巴小结	骨髓浸润较基线降低≥50%，或出现B细胞性淋巴小结	
ALC	$<4\times10^9$/L	较基线降低≥50%	淋巴细胞升高	较基线升高≥50%
B组：评价骨髓造血功能				
PLT（不使用生长因子）	$>100\times10^9$/L	$>100\times10^9$/L或较基线升高≥50%	$>100\times10^9$/L或较基线升高≥50%	由于CLL本病下降≥50%

续表

参数	CR	PR	PR-L	PD
HGB（无输血、不使用生长因子）	>110g/L	>110g/L或较基线升高≥50%	>110g/L或较基线升高≥50%	由于CLL本病下降>20g/L
ANC（不使用生长因子）	$>1.5\times10^9$/L	$>1.5\times10^9$/L或较基线升高>50%	$>1.5\times10^9$/L或较基线升高>50%	

注：ALC：外周血淋巴细胞绝对值；ANC：外周血中性粒细胞绝对值；CR：完全缓解；PR：部分缓解；PR-L：伴有淋巴细胞增高的PR；PD：疾病进展。

8 随访

完成诱导治疗（一般6个疗程）达CR或PR的患者，应定期随访，包括每3个月血细胞计数及肝、脾、淋巴结触诊检查等。由于BTK抑制剂需要长期治疗至疾病进展或不能耐受，因此患者在BTK抑制剂治疗期间应定期进行随访，包括每1~3个月血细胞计数，肝、脾、淋巴结触诊，以及BTK抑制剂相关不良反应监测等。此外还应该特别注意第二肿瘤的出现。

第四节 预后

CLL患者的中位生存期约10年，但不同患者的预后呈高度异质性。性别、年龄、体能状态、伴随疾病、外周血淋巴细胞计数及倍增时间，以及血清

LDH、β_2-MG、胸苷激酶1（TK1）等临床和实验指标是重要的传统预后因素。目前预后意义比较明确的生物学标志有：免疫球蛋白重链基因可变区（IGHV）突变状态及片段使用，染色体异常[推荐CpG寡核苷酸+白细胞介素2（IL2）刺激的染色体核型分析，荧光原位杂交（FISH）检测del（13q）、+12、del（11q）（ATM基因缺失）、del（17p）（TP53基因缺失）等]，基因突变[推荐二代基因测序检测TP53、NOTCH1（含非编码区）、SF3B1、BIRC3等基因]，流式细胞术检测CD38、ZAP-70和CD49d表达等。

第十一章

外周T细胞淋巴瘤

第一节 概述

外周T细胞淋巴瘤（peripheral T-cell lymphoma，PTCL）是一组起源于成熟T细胞的侵袭性肿瘤性疾病，在中国约占NHL的20%以上，显著高于欧美的5%~10%。根据WHO 2022年血液肿瘤分类，T细胞淋巴瘤和NK细胞淋巴瘤归统在一个大类，根据主要累及部位，成熟T细胞淋巴瘤可表现为骨髓和外周血侵犯为主（白血病样）、原发皮肤、原发胃肠道、原发肝脾及淋巴结受累为主。除非特别指出，一般讲的PTCL主要指以淋巴结受累为主的、包括淋巴结TFH细胞淋巴瘤（血管免疫母细胞型、滤泡型、非特指型）、间变性大细胞淋巴瘤（ALK阳性、ALK阴性或乳腺植入物相关性）和PTCL非特指型（PTCL-NOS）。原发肠道和原发肝脾的T细胞淋巴瘤也常参照一般PTCL治疗但效果不佳，而原发皮肤和白血病样表现的T细胞淋巴瘤，其诊治原则差别较大，在此不做介绍。

PTCL的临床表现，除了常见的淋巴结肿大外，有以下特点：①B症状发生率更高一些，部分患者出现症状后很长时间内无肿块形成；②结外受累较常见，表现为相应症状，如皮肤、胃肠道、肝脾等受累表现；③容易合并噬血细胞综合征。这些特点决定了该病早期容易误诊漏诊。

PTCL的治疗，除了CD30（ALK）阳性间变大细胞淋巴瘤之外，其他多数总体效果不佳。新的靶向药物在复发难治患者显示了一定疗效，但PTCL的治愈率仍需探索提高。

第二节　病理诊断分期

1　病理诊断

PTCL的诊断主要依赖病理形态结合免疫组化特征，有时需参考分子细胞遗传学检测和临床表现。病理形态是淋巴瘤诊断的基础，一般表现为肿瘤细胞弥漫浸润，破坏淋巴结或受累组织的正常结构，瘤细胞可大小不等，异型性明显。免疫组化染色是PTCL诊断不可或缺的检测手段。一般诊断所需免疫组化标志物有CD2、CD3、CD4、CD5、CD7、CD8、CD10、CD20、CD30、CD43、CD56、PD1、CXCL13、ALK、TIA-1、granzyme B、Ki-67、PAX5或CD19、CD21

等。考虑nTFHL时可加做ICOS和BCL6等。PTCL的病理诊断中宜常规进行EBER-ISH检测。当肿瘤与反应性增生难以鉴别时，可参考TRβ、TRγ基因重排检测结果，但重排阳性也可出现在部分反应性增生病例中。不同类型的PTCL有其各自的病理特征和免疫特点。

血管免疫母细胞淋巴瘤（AITL；WHO第五版称为淋巴结TFH细胞淋巴瘤，血管免疫母细胞型；简称nTFHL-AI）：①淋巴结内多形性细胞浸润，伴有明显的高内皮小静脉和滤泡树突细胞增生。病变组织中的细胞成分复杂多样，肿瘤性T细胞背景下，常伴有多克隆甚至单克隆大B细胞增生，部分病例在复发时表现为弥漫大B细胞淋巴瘤。早期患者易误诊为反应性增生。②瘤细胞除表达CD3和CD4等T细胞标志外，应还表达至少两种或以上TFH标志，如PD1，ICOS，CXCL13，CD10和BCL6。③分子遗传学上，TET2、DNMT3A、RHOA和IDH2突变发生率较高，第五版WHO分类将RHOA和IDH-突变写入了nTFHL诊断的理想条件中。

间变大细胞淋巴瘤（ALCL）：瘤细胞大，呈多形性，大多数细胞表达CD30，常不同程度地缺失T细胞标记，如CD3等。ALK+ALCL多数由t（2；5）（p23；q35）易位，导致NPM1/ALK融合，而致ALK蛋白过表达。典型病例的诊断常无需进行融合基因检测。ALK-ALCL预后较差，TP63重排和TP53缺失者预后差，DUSP22重排的预后意义仍有争议。

PTCL-NOS：对不能满足已单列的各种类型PTCL的病例 则归入PTCL-NOS。该类肿瘤以淋巴结受累为主，但仍有较大异质性。

其他少见类型：如肠道T细胞淋巴瘤，我国以单形性嗜上皮性肠道T细胞淋巴瘤（MEITL）常见，免疫组化多数表现为$CD3^+$，$CD5^-$，$CD4^-$，$CD8^+$，$CD30^-$，$CD43^+$，$CD56^+$，$CD57^-$，TIA-1^+，$EBER^-$。肠病相关T细胞淋巴瘤（EATL）常表现为$CD8^-$，$CD56^-$，$CD30^+$。

鉴别诊断：①PTCL不同亚型之间的鉴别；②NK/T细胞淋巴瘤；③反应性淋巴增生。

2　分期

PTCL的分期参照2014年Lugano分期标准。

第三节　治疗

1　治疗前评价

1.1　病史采集和体格检查

B症状（体温>38℃并除外其他原因发热、盗汗、6个月内不明原因体重减轻超过10%）；体格检查（包括一般状况、全身皮肤、浅表淋巴结、韦氏环、肝、脾等部位）；体能状态评分等。

1.2 实验室检查

血尿便常规、生化全项、红细胞沉降率、β_2-微球蛋白、乳酸脱氢酶、尿酸、感染筛查（乙肝、丙肝、梅毒、HIV）。对于有中枢神经系统（CNS）受侵风险因素者行腰穿，并行脑脊液常规、生化、细胞学及流式检查。

1.3 影像学

PET/CT，全身增强CT，MRI（CNS受累行头颅MRI或脊髓MRI检查），内镜（胃肠道受累者），心电图，超声心动图及肺功能等。

1.4 骨髓检查

骨髓涂片、流式细胞学和骨髓活检（骨髓活检样本至少应在1.6cm以上）。

1.5 育龄期需注意在治疗前与患者讨论生育力保留问题

2 治疗

表 11-1 ALCL 患者治疗方案

分层	分期	Ⅰ级推荐	Ⅱ级推荐	Ⅲ级推荐
ALK 阳性 ALCL	Ⅰ～Ⅱ期	维布妥昔单抗+CHP（2A类） 6×CHOEP±ISRT（1A类） 6×CHOP±ISRT（2A类） 6×DA-EPOCH（2A类） 3~4×CHOEP+ISRT（1A类） 3~4×CHOP+ISRT（2A类）		
	Ⅲ～Ⅳ期	维布妥昔单抗+CHP（1A类） 6×CHOEP（1A类） 6×CHOP（2A类） 6×DA-EPOCH（2A类）	自体造血干细胞移植（AS-CT）巩固（高危 IPI 患者）（2A类）	
除外 ALK 阳性 ALCL	Ⅰ～Ⅳ期	临床试验 维布妥昔单抗+CHP（ALK 阴性 ALCL）（1A类） 6×CHOEP±ISRT（1A类） 6×CHOP±ISRT（2A类） 6×DA-EPOCH（2A类） ASCT 巩固（2A类）	维布妥昔单抗+CHP（除外系统性 ALCL 的 CD30 阳性 PTCL）（2A类）	CHOP 序贯 IVE（3类）

2.1 ALK阳性ALCL

推荐Ⅰ-Ⅱ期患者接受6周期化疗（CHOEP、CHOP或DA-EPOCH）联合或不联合受累部位放疗（ISRT：30~40Gy），或3~4周期化疗联合ISRT（30~40Gy）。推荐Ⅲ-Ⅳ期ALK阳性ALCL患者接受6周期化疗（CHOEP、CHOP或DA-EPOCH）。一项随机对照Ⅲ期研究（ECHELON-2）显示BV+CHP方案较CHOP方案能延长ALCL患者的PFS和OS，目前BV+CHP方案也是ALCL一线治疗的推荐。对国际预后指数（IPI）高危患者可接受大剂量化疗联合ASCT巩固，但目前无前瞻性大样本量研究证实该结论。

2.2 除外ALK阳性ALCL的其他PTCL亚型

首选推荐临床试验。若无合适临床试验，建议接受6周期化疗联合或不联合ISRT（30~40Gy）。一线治疗推荐方案包括：维布妥昔单抗+CHP（适于CD30阳性患者）、CHOEP、CHOP、DA-EPOCH。其他推荐方案还包括CHOP序贯IVE等。ECHELON-2研究中，维布妥昔单抗+CHP较CHOP方案能够改善CD30阳性（免疫组化表达超过10%）PTCL患者的生存，尤其是系统性ALCL患者获益最多。一线治疗达CR者可考虑行ASCT巩固治疗或随访观察。自体造血干细胞移植能否改善生存尚缺乏前瞻性临床研究证实。但基于单臂前瞻性或回顾性临床研究推荐行造血干细胞移植，尤其是IPI评分较高的患者。国内小样本量回顾性临床研究显示一线治疗后达到部分缓解或完全缓解的患者采用西达本胺维持治疗可延长患者生存，但这仍需更多数据证实。对局限期诱导化疗（CHOPE或CHOP方案）达CR者，也可考虑巩固放疗。伴DUSP22重排的ALK阴性ALCL的预后与ALK阳性患者相似，治疗可依据ALK阳性ALCL治疗原则。一线治疗未达CR者，参照复发难治者的治疗原则。

表 11-2　r/rPTCL 患者治疗方案

分层	Ⅰ级推荐	Ⅱ级推荐	Ⅲ级推荐
符合移植条件	临床试验 西达本胺（1A类） 维布妥昔单抗（系统性ALCL）（1A类） 克唑替尼（ALK+ALCL）（2A类） 盐酸米托蒽醌脂质体（2A类） 苯达莫司汀（2A类） 吉西他滨（2A类） 普拉曲沙（2A类） DHAP（2A类） ESHAP（2A类） GDP（2A类） GemOx（2A类） ICE（2A类）	维布妥昔单抗（除外系统性AL-CL的CD30阳性PTCL）（2A类） Allo-SCT（2A类） Auto-SCT（2A类） 戈利昔替尼（2A类）	度维利塞（3类） 林普利赛（3类） 塞利尼索联合GDP/ICE/Gemox（3类） 来那度胺（3类） 硼替佐米（3类） 阿来替尼（ALK+ALCL）（3类） 芦可替尼（3类）

续表

分层	Ⅰ级推荐	Ⅱ级推荐	Ⅲ级推荐
不符合移植条件	临床试验 西达本胺（1A类） 维布妥昔单抗（系统性ALCL）（1A类） 克唑替尼（ALK+ALCL）（2A类） 盐酸米托蒽醌脂质体（2A类） 苯达莫司汀（2A类） 吉西他滨（2A类） 普拉曲沙（2A类）	维布妥昔单抗（除外系统性ALCL的CD30阳性PTCL）（2A类） 姑息放疗（2A类） 最佳支持治疗（2A类） 戈利昔替尼（2A类）	度维利塞（3类） 林普利赛（3类） 塞利尼索联合GDP/ICE/Gemox（3类） 来那度胺（3类） 硼替佐米（3类） 阿来替尼（ALK+ALCL）（3类） CPCT（西达本胺、泼尼松、环磷酰胺和沙利度胺）（3类）芦可替尼（3类）

2.3 复发/难治PTCL治疗

首先推荐参加合适的临床试验，若无适合临床试验可接受二线挽救治疗（包括局部放疗）。二线治疗方案要结合是否计划移植、患者一般状况和药物不良反应等整合评估。

对符合移植条件的患者，二线治疗单药方案包括西达本胺、维布妥昔单抗（针对CD30+PTCL）、克唑替尼（针对ALK+ALCL）、盐酸米托蒽醌脂质体、苯达莫司汀、吉西他滨、普拉曲沙、度维利塞、林普利塞、戈利昔替尼、来那度胺、硼替佐米等；可选择联合化疗方案包括DHAP、ESHAP、GDP、GemOx、ICE、塞利尼索联合GDP/ICE/Gemox等。二线全身治疗后获 CR 或 PR 患者建议序贯 ASCT 或 allo-SCT。

对不符合移植条件的患者，越来越多证据表明早期使用新型药物相比化疗可改善患者的 PFS 和 OS。根据患者身体状况选择是否给予强烈方案化疗（如 DHAP、ESHAP、GDP、GemOx、ICE 等）。西达本胺是一种新型口服组蛋白去乙酰化酶抑制剂，研究结果显示其可改善复发/难治 PTCL 患者的生存，尤其是 AITL 亚型，其 ORR 为 50%，CR 率为 40%。长期随访结果证实维布妥昔单抗（Brentuximab Vedotin，BV）在复发/难治系统性 ALCL 中可维持疗效，CR 的患者在 5 年时有 79% 的 OS 和 57% 的 PFS，并且在复发/难治 CD30 阳性 T 细胞淋巴瘤中也有效，AITL 的 ORR 为 54%。克唑替尼单药治疗复发或难治性 ALK+ALCL 患者具有显著而持久的疗效，并且在长期治疗中保持了良好的安全性。盐酸米托蒽醌脂质体注射液单药在复发/难治的 PTCL 中显示出一定的疗效，ORR 为 41.7%，CR 率为 23.1%，中位 PFS 为 8.5 个月，中位 OS 为 22.8 个月，其中 PTCL NOS 的有效率为 31.0%，AITL 的有效率为 64.0%，但在治疗中需要关注其治疗相关毒性。另外一项前瞻性Ⅱ期研究证实苯达莫司汀对部分复发/难治 PTCL 患者有效。Ⅱ期研究结果显示普拉曲沙能改善既往接受多线化疗患者的生存。度维利塞和林普利塞是 PI3K 抑制剂，临床研究显示这两种药物对复发或难治PTCL患者均取得一定疗效，度维利塞Ⅱ期研究显示ORR为50%，CR率为32%。林普利塞Ⅰb期研究显示ORR为60%，中位无进展生存期为10个月，但临床应用中应严密观察其不良反应，并在治疗期间持续预防肺孢子菌肺炎（PJP）。戈利昔替尼是一种JAK1选择性抑制剂，在其关键性Ⅱ期临床研究中初步分析显示戈利昔替尼对于复发/难治性外周T细胞淋巴瘤具有良好的抗肿瘤疗效和可控的安全性，其ORR为44.3%，CRR为29.5%，且在各种亚型中观察到肿瘤反应。免疫调节剂来那度胺在复发/难治PTCL中也显示初步疗效，ORR为22%，CR/CRu率为11%，31%的AITL患者有反应（15%的患者达到CR/CRu）。意向治疗人群的中位无进展生存期和中位反应持续时间分别为2.5个月和3.6个月，AITL患者分别为4.6个月和3.5个月。一项小样本量研究显示蛋白酶体抑制剂硼替佐米对侵及皮肤的外周T细胞淋巴瘤患者可能有效。另外一项小样本量的研究显示了塞利尼索与GDP/ICE/Gemox方案联合治疗难治性PTCL患者的初步有效性，最佳总有效率和完全有效率分别为70%和50%。对因各种原因不能耐受标准化疗的r/r PTCL患者，全口服CPCT（西达本胺、泼尼松、环磷酰胺和沙利度胺）方案是一种耐受性良好且有效的治疗方法，最佳ORR和CR/CRu分别为71.1%和28.9%，中位PFS和OS分别为

8.5 和 17.2 个月。PTCL 具体治疗方案见附录表 19-19（50-55）。

第四节　预后

PTCL 是具有高度异质性的一组疾病，其中外周 T 细胞淋巴瘤-非特指型（PTCL-NOS）的 5 年生存率约为 30%，血管免疫母细胞淋巴瘤（AITL）的 5 年生存率低于 40%，5 年无进展生存率大约 20%。间变性淋巴瘤激酶阳性间变大细胞淋巴瘤（ALK+ALCL）预后远优于 ALK-ALCL，5 年总生存率分别为 70%~90% 和 15%~58%。基于 DUSP22 和 TP63 的遗传学异质性有助于对 ALK-ALCL 进行预后分层。发生 DUSP22 重排的 ALK-ALCL 预后与 ALK+ALCL 相似，5 年 OS 为 90%；而发生 TP63 重排的 ALK-ALCL 则预后较差，5 年 OS 仅为 17%。中国 PTCL 一线接受 CHOP 和 CHOPE 方案的中位 PFS 为 6.0 和 15.3 个月，1 年生存率为 65.0% 和 83.3%。

PTCL 预后评分系统包括 IPI，PIT 及 TCS（T-cell score），PIT 的危险因素包括>60 岁、LDH> 正常值、ECOG 评分 2~4 分和骨髓受侵；TCS 的危险因素包括分期Ⅲ-Ⅳ期，ECOG 评分 2~4 分，白蛋白<35g/L 和中性粒细胞绝对值>6.5×10^9/L。目前广泛应用的预后评分系统是 IPI。一项前瞻性队列研究显示 IPI 或 PIT 高危患者（分别占66%和42%）的10年OS率估计值分别为21%和31%。相比之下，IPI和PIT低危患者的10年OS率估计值分别为48%和43%。

第十二章

结外NK/T细胞淋巴瘤

第一节　概述

结外NK/T细胞淋巴瘤（extranodal NK/T cell lymphoma，ENKTL）是侵袭性NHL的一种独特亚型，在一些亚洲、拉丁美洲国家中患病率高。主要发生在上呼吸消化道，包括鼻腔、鼻咽、鼻窦、扁桃体、下咽和喉部，临床上将其称为鼻型NK/T细胞淋巴瘤；约10%~20%的淋巴瘤发生在非鼻腔部位，如皮肤、睾丸、胃肠道等，称为非鼻型NK/T细胞淋巴瘤。结外NK/T细胞淋巴瘤的常见症状包括鼻塞、鼻出血、发热、面部浮肿和颈部肿块，鼻外NK/T细胞淋巴瘤临床侵袭性更强。ENKTL发病年龄常为40~50岁，以男性为主，男女比例为2~3：1。分期方面，约70%~90%的患者为Ⅰ期或Ⅱ期淋巴瘤。

第二节 病理诊断分期

1 病理诊断

ENKTL的病理学特征为瘤细胞弥漫性浸润，呈血管中心性/血管破坏性生长，致受累组织缺血坏死及黏膜溃疡。ENKTL诊断所需免疫组化标志物包括CD3、CD56、CD2、CD4、CD5、CD7、CD8、CD20、PAX5、TIA-1、granzyme B、Ki-67。必做EBER-ISH。ENKTL的典型免疫表型为CD2（+）、cCD3ε^{+}（surface CD3^{-}）、CD5（-/+）、CD56（+），细胞毒性分子如TIA-1、granzyme B及perforin阳性，EBER-ISH（+）。EBER-ISH阴性时诊断宜谨慎，如CD56（+）、CD3（+）、细胞毒标志物均表达时，可诊断为ENKTL。60%~90%的ENKTL缺乏TR基因重排。鉴别诊断：①其他成熟T/NK细胞来源肿瘤，如PTCL-NOS、ALCL，以及少见的侵袭性NK细胞白血病等；②发生于儿童青少年的病例应与儿童系统性EBV阳性T细胞淋巴瘤相鉴别；③少数病例还需注意与EBV+的癌相鉴别，应增加CK和EMA等上皮标志物检测。

近期有研究根据分子生物学特征将ENKTL分为TSIM、MB和EHA三种亚型，根据肿瘤免疫微环境将ENKTL分为免疫耐受、免疫逃逸-A、免疫逃逸-B和免疫沉默四种亚型，这可能为靶向、免疫治疗提供分子基础。

2 分期

ENKTL常用2014版Lugano分期。近些年，新的中国南方肿瘤临床研究协会（CSWOG）和亚洲淋巴瘤协作组（ALSG）分期系统，即CA分期系统多用于临床（见表12-1）。

表12-1 CA分期

分期	
Ⅰ	病灶侵犯鼻腔或鼻咽，不伴肿瘤局部侵犯（皮肤、骨、鼻旁窦）
Ⅱ	非鼻型病变或病灶侵犯鼻腔或鼻咽，伴有局部侵犯（皮肤、骨、鼻旁窦）
Ⅲ	病灶伴有区域淋巴结侵犯
Ⅳ	非区域淋巴结侵犯或横膈上下淋巴结侵犯或广泛播散性病灶

第三节 治疗

1 治疗前评估

（1）病史采集（包括发热、盗汗、体重减轻等B症状）、体检（尤其注意鼻腔、浅表淋巴结、韦氏环、肝脾、皮肤等部位）、体力状态评分等。

（2）实验室检查：血尿便常规、生化检查全项、红细胞沉降率、β_2-微球蛋白、乳酸脱氢酶、外周血EBV-DNA拷贝数等。对于有中枢神经系统受侵风险因素者行腰穿，并行脑脊液常规、生化及细胞学检查。怀疑合并噬血细胞综合征的患者建议检查血清铁蛋白、凝血功能、NK细胞活性、可溶性CD25。

（3）影像学：PET/CT，病灶部位增强MRI（如鼻腔），全身CT，上呼吸消化道受侵可行相应的内镜检查，心电图，超声心动图及肺功能等。

（4）骨髓检查：骨髓涂片、流式细胞学和骨髓活检。

（5）育龄期需注意在治疗前与患者讨论生育力保留问题。

（6）其他：必要时行眼科检查。

2 疗效评价

目前主要采用Lugano 2014评价标准评价疗效。对病灶位于鼻腔、鼻咽部的患者，也可采用ΔSUVmax法和ΔSUVmax%法进行中期疗效评价。随着以PD-1单抗为代表的免疫治疗应用于ENKTL，可能出现“假进展”、“超进展”等特殊情况，疗效评价可参照“淋巴瘤的免疫治疗疗效评价标准（LYRIC）”。

3 一线治疗

任何期别ENKTL参加合适临床试验都是最佳选择。

3.1 Ⅰ-Ⅱ期

无危险因素的Ⅰ期ENKTL（<60岁、ECOG评分0-1分、乳酸脱氢酶正常、无原发肿瘤局部广泛侵犯）可行单纯放疗。有危险因素的Ⅰ期或Ⅱ期者，可行序贯化放疗、同步化放疗或夹心化放疗。ENKTL对含蒽环类药物的方案疗效不佳，推荐含左旋门冬酰胺酶或培门冬酶为基础的化疗方案，包括P-GemOx、DDGP、GELAD、剂量调整的SMILE和AspaMetDex方案，也可使用COEP-L、LOP和ESA等方案。

放疗设计采用受累野照射（involved site radiotherapy，ISRT）、50~55Gy根治剂量，在单独使用ISRT时，临床靶区（clinical target volume，CTV）应包括通过对比增强核磁共振和对比增强CT扫描所确定的受累区域，并适当扩大范围以涵盖任何初诊时部分受累的鼻窦以及所有相邻的鼻窦。早期ENKTL最佳放化疗模式仍存在争议，有研究表明序贯放化疗与同步放化疗的疗效相当，但序贯化放疗的严重血液学毒性和放疗诱导的黏膜炎发生率较低。

3.2 Ⅲ–Ⅳ期

ENKTL和任何期别的非上呼吸消化道型病变可用左旋门冬酰胺酶或培门冬酶为基础的联合化疗方案±放疗。推荐的一线化疗方案包括P-GemOx、DDGP、mSMILE、AspaMetDex方案，诱导化疗后获CR或PR者，可行ASCT。近年来，PD-1单抗联合P-GemOx方案也取得了不错的疗效，CR率达到85%，客观缓解率（ORR）可达100%，同时安全性良好，诱导化疗后获CR或PR者，可行PD-1单抗维持治疗。

3.3 复发/难治ENKTL治疗

复发/难治性ENKTL进行单纯常规化疗预后较差，首先推荐合适临床试验。其他推荐方案包括单药或多药整合方案治疗，单药包括西达本胺、维布妥昔单抗（CD30阳性者）、普拉曲沙、米托恩醌脂质体、戈利昔替尼、PD-1/ PD-L1单抗等，PD-1单抗在复发/难治ENKTL中具有良好的控瘤活性，单药治疗的ORR为75%，2年OS率可达78.6%。PD-L1单抗舒格利单抗单药治疗复发难治性ENKTL也具有一定疗效，ORR和CR率分别为46.2%和30.4%。多药整合方案包括一线治疗中未用过的含门冬酰胺酶的联合化疗方案、DHAP（地塞米松、阿糖胞苷和顺铂）、ESHAP（依托泊苷、甲泼尼龙、阿糖胞苷和顺铂）、GDP（吉西他滨、顺铂和地塞米松）、GemOx（吉西他滨和奥沙利铂）和ICE（异环磷酰胺+卡铂+依托泊苷）方案、PD-1单抗整合西达本胺、PD-1单抗整合米托蒽醌脂质体等。对敏感复发者，身体状态允许，在上述治疗获得缓解后可行ASCT，有合适供者可考虑allo-SCT。对化疗后局部进展或复发者可行放疗。ENKTL具体治疗方案见附录表19-19（56-65）。

表12-2　ENKTL患者治疗方案

分期	风险分层		Ⅰ级推荐	Ⅱ级推荐	Ⅲ级推荐
ⅠE期	早期低危：无任何危险因素*		扩大受累部位放疗（2B类）	受累部位放疗±含门冬酰胺酶方案化疗（3类）	
ⅠE期或ⅡE期	早期中危和高危：≥1个危险因素	适合化疗	受累部位放疗序贯含门冬酰胺酶方案化疗（2A类） 或含门冬酰胺酶方案诱导化疗序贯受累部位放疗（2A类） 或夹心放化疗（含门冬酰胺酶方案，非SMILE方案，2A类）	P-GemOx序贯放疗（2A类） 夹心放化疗（2A类） 同期放化疗（含门冬酰胺酶方案，2B类） 临床试验	
		不适合化疗	扩大受累部位放疗（2B类）	临床试验	

续表

分期	风险分层		Ⅰ级推荐	Ⅱ级推荐	Ⅲ级推荐
初治Ⅲ～Ⅳ期			SMILE、P-GemOx、DDGP、COEP-L 或 AspaMetDex 方案联合自体造血干细胞移植（2B类）	P-GemOx 联合信迪利单抗（2B类） 临床试验 异基因造血干细胞移植（3类） 姑息性放疗	
复发/难治			SMILE、P-GemOx、DDGP、LOP 或 AspaMetDex 等含左旋门冬酰胺酶（天冬酰胺酶）方案 临床试验 化疗后局部进展（难治）或复发的患者推荐以放疗为主的综合挽救治疗	自体造血干细胞移植（敏感复发）（2B类，有合适供者的前提下可考虑） 异基因造血干细胞移植（3类） 临床试验 姑息性放疗	西达本胺（2B类） 盐酸米托蒽醌脂质体（2B类） 戈利昔替尼（2A类） 免疫检查点抑制剂

注：*早期 NKTCL 风险分层的危险因素根据早期调整 NRI 标准决定，包括：年龄 >60 岁，LDH 增高，PTI，ECOG 评分≥2，Ⅱ期。

第四节　预后

目前常用的预后模型包括 NK 淋巴瘤预后指数

（PINK）、PINK-E 和列线图修正风险指数（NRI）（详见附录表 19-13~表 19-15），其中 PINK、PINK-E 模型对于早期患者的风险划分存在一定局限性。目前研究显示，在非蒽环类时代，NRI 可以更好地预测早期 ENKTL 患者预后。近年来我国学者还构建了基于单核苷酸多态性（SNP）的预后分型、基于肠道菌群的预后模型，这些预后评价模式为 ENKTL 风险分层、指导治疗提供了一定依据。

第十三章

伯基特淋巴瘤

第一节　概述

伯基特淋巴瘤（burkitt lymphoma，BL）是一种少见、高度侵袭性的非霍奇金淋巴瘤，常累及结外部位。根据发病特征分类，我国BL发生具有“散发性”和“免疫缺陷相关性”的特点，部分与EBV、HIV感染和异基因移植相关的免疫缺陷有关。BL还有特征性遗传学异常，包括位于8号染色体的MYC基因与位于14号染色体的免疫球蛋白重链可变区（IGHV）重排，即t（8；14），或与位于2号、22号染色体上的免疫球蛋白轻链基因重排，即t（2；8）、t（8；22）。在治疗方面，BL患者需要接受预后分层指导下的增强剂量化疗。目前，规范诊疗可使约60%的患者获得持续缓解。

第二节　病理诊断分期

1　病理学检查

经典型BL形态学表现为较均一的中等大小肿瘤性

B细胞弥漫增生，核圆形，有小核仁，核分裂象及凋亡易见，细胞质中等量，常含有脂质空泡。增殖指数近100%，标本中吞噬凋亡细胞核碎片的大量反应性巨噬细胞可能形成“星空”现象。瘤细胞呈成熟生发中心B细胞的免疫表型；CD19、CD20、CD79a、PAX5、CD10、BCL6和MYC呈阳性；CD5、BCL2和TdT常呈阴性。MYC易位普遍存在，需注意MYC易位也可见于其他类型肿瘤（例如：高级别B细胞淋巴瘤），伯基特淋巴瘤多无BCL2易位。多数散发性BL EBV阴性，地方性BL及免疫缺陷相关性BL常EBV阳性。WHO-HAEM第5版修订建议对EBV阳性BL和EBV阴性BL这两种亚型进行区分，与EBV阴性BL相比，EBV阳性BL的体细胞超突变水平更高。

2016年WHO造血与淋巴系统肿瘤分类新提出“伴11q异常的伯基特样淋巴瘤”，其基因表达谱和形态与经典BL类似，但无MYC基因异常，而是具有11q染色体改变。因基因突变特点更接近于大B细胞性淋巴瘤，WHO-HAEM第5版修订将该病更名为“伴11q异常的高级别B细胞淋巴瘤”。

2 分期

成人患者BL分期常用2014 Lugano分期系统。

第三节 治疗

BL对联合化疗高度敏感，是一种可以仅通过化疗而得到治愈的肿瘤。由于疾病高侵袭性、进展迅速和并发症多，应被视为急症处理。患者常需接受强化的支持治疗措施以预防急性肿瘤溶解综合征、肠穿孔、脓毒症等常见并发症。静脉补液和纠正电解质失衡至关重要。开始化疗前应给予别嘌醇预防高尿酸血症。肠道或胆道梗阻常可保守治疗，因为全身治疗后将迅速缓解梗阻。临床选择治疗方案无需根据EBV感染状态区分，常规剂量CHOP方案对BL的治疗不够。

儿童和青少年BL常用风险分层治疗策略，短时间内给予高剂量化疗方案，如FAB方案、BFM方案、CODOX-M/IVAC交替方案，这些方案还包括了可以穿透中枢神经系统的药物。此类方案化疗需要长时间住院、强有力血液制品支持和抗生素预防。低危组接受2~4周期的化疗，高危组接受5~6周期的化疗，同时还要进行定向中枢神经系统的治疗，例如使用高剂量甲氨蝶呤或阿糖胞苷以及鞘内注射进行预防。伴有中枢神经系统受累或表现为广泛白血病变的患者，需接受更高剂量的可穿透中枢神经系统药物以及更密集的鞘内注射方案。利妥昔单抗可改善总体生存，应给予所有患者。

成人患者参考儿童青少年的方案治疗，但不良事件发生率会随着年龄的增长而增多，为了完成治疗常需减少化疗剂量。可耐受的成年患者接受此类方案治疗，2年无事件生存率为65%~80%。风险分层调整的疗法通过缩短治疗时间来达到最大限度地减少毒性作用，低风险患者可以减少到仅接受三疗程的CODOX-M和利妥昔单抗治疗（表13-1）。HyperCVAD/MA方案整合利妥昔单抗也被推荐用于成人BL的治疗。一项多中心、前瞻性研究表明，风险分层调整的DA-EPOCH-R方案对成年人无论年龄和HIV状态如何均高度有效，4年无事件生存率高达85%。低风险患者仅接受3疗程治疗且无需中枢神经系统预防。高危患者接受6疗程治疗，并进行鞘内注射作为中枢神经系统预防或主动治疗。但脑实质病变患者不适合接受DA-EPOCH-R治疗。一项比较DA-EPOCH-R与CODOX-M和IVAC加利妥昔单抗治疗中枢神经系统未受累的高危成年患者的随机试验初步结果显示两组之间的生存率无显著差异，但CODOX-M/IVAC和利妥昔单抗整合治疗组显示毒性作用大、住院时间长。DA-EPOCH-R毒性相对较低且疗效高，使其成为中枢神经系统未受累成年患者的优先选择（表13-1）。

表 13-1　BL 的治疗推荐

成人	低危	DA-EPOCH-R×3周期，需中枢预防 R-CODOX-M×3周期 HyperCVAD/MA+R
	中危，不伴有中枢侵犯	DA-EPOCH-R×6周期，需中枢预防 CODOX-M/IVAC+R交替，6周期，鞘内注射 HyperCVAD/MA+R交替，6周期，鞘内注射
	高危	CODOX-M/IVAC+R，交替×6周期 DA-EPOCH-R×6周期，需强化鞘内注射 HyperCVAD/MA+R，交替×6周期

无论儿童还是成人，复发/难治患者预后极差，常在挽救化疗后给予自体或者异体造血干细胞移植，但中位OS仅3个月左右，长期生存率低于20%。BL存在持续性的BCR信号通路激活，使用BCR近端激酶LYN和SYK的抑制剂以及PI3Kδ、AKT和mTOR复合物1（mTORC1）抑制剂来靶向这条通路理论上是合理的治疗靶点。新的免疫治疗方法，如CD19 CAR-T疗法也克服了化疗耐药性，并已在复发伯基特淋巴瘤的儿童中显示初步疗效，至少有短暂反应。但目前这些药物均未被批准用于伯基特淋巴瘤患者，需要临床试验来确定临床疗效。

第四节　预后

成人BL的预后风险分层：根据大型回顾性研究的数据分析，成人BL预后与4个因素相关：年龄≥40岁，

ECOG评分≥2，LDH水平高于3倍正常上限，以及中枢神经系统受累。基于这4个风险因素的伯基特淋巴瘤国际预后指数（BL-IPI，详见附录表19-16）显示接受标准方案治疗的低危组患者（占18%）的3年OS为96%，中危组患者（占36%）的3年OS为76%，而高危组患者（占46%）的3年OS仅为59%。基线CNS受累的患者预后仍然较差，即使采用包含强化CNS治疗的方案，CNS复发率为5%~10%。

第十四章

霍奇金细胞淋巴瘤

第一节 概述

霍奇金淋巴瘤（Hodgkin lymphoma， HL）是一种累及淋巴结和淋巴系统的恶性肿瘤。我国HL的发病率明显低于欧美国家，占全部淋巴瘤的8.54%，男性多于女性。我国HL发病年龄较小，年龄-发病曲线呈现单峰，高峰在40岁左右。90%的HL以淋巴结肿大为首发症状，以颈部淋巴结和锁骨上淋巴结常见，然后扩散至其他淋巴结，晚期可侵犯血管，累及脾、肝、骨髓和消化道等。WHO将HL分为2个主要类型，包括经典霍奇金淋巴瘤（CHL）和结节性淋巴细胞为主的霍奇金淋巴瘤（NLPHL）。CHL约占HL的90%，CHL的特征是在炎症背景下存在Reed-Sternberg细胞，而NLPHL缺乏Reed-Sternberg细胞，其特征是存在淋巴细胞为主的细胞，有时称为爆米花细胞。其中CHL又可分为四个亚型，即结节硬化型，混合细胞型，淋巴细胞耗竭型，以及富含淋巴细胞型。我国HL以混合细胞型居多。

HL的病因和发病机制尚不明确，可能与遗传背景、EB病毒感染、免疫抑制、电离辐射及基因突变等相关。在过去几十年中，HL的治疗取得了显著进展；对大部分患者，已成为可治愈的恶性肿瘤。需综合疾病特点、一般情况、经济、社会和治疗药物等综合因素考虑个体化、多学科整合诊治（MDT to HIM），是进一步提高疗效和长期生存质量的关键。

第二节　病理诊断分期

1　病理诊断

1.1　经典霍奇金淋巴瘤（CHL）

CHL根据背景的细胞成分、HRS细胞形态不同及组织构象特征可分为4个亚型：结节硬化型（NS）、混合细胞型（MC）、淋巴细胞丰富型（LR）、淋巴细胞消减型（LD）。这些亚型在发病部位、临床特征、生长方式、纤维化、背景反应性细胞的组成、瘤细胞数量和非典型程度及EBV的感染率有所不同，但瘤细胞的免疫表型是相同的。CHL免疫表型包括CD15（+/-）、CD30（+）、PAX-5弱阳性（少数病例可阴性或强阳性），以及CD3（-）、CD20（-）（或弱阳性、异质性阳性）、CD45（-）、CD79a（-）、BOB.1和Oct-

2至少一个失表达。

1.2 结节性淋巴细胞为主型霍奇金淋巴瘤（NLPHL）

常以小淋巴细胞结节状或结节状弥漫性增殖为特征，伴有单个散在的大瘤细胞，称为淋巴细胞为主型（LP）或爆米花细胞。LP细胞被PD1/CD279+ T细胞包围。NLPHL免疫表型包括CD20（+）、CD45（+）、CD79a（+）、BCL6（+）、PAX-5（+），BOB.1和Oct-2均阳性，以及CD3（-）、CD15（-）、CD30（-）。诊断时需完善CD3、CD15、CD20、CD21、CD30、CD45以及CD57。形态学和免疫组化是诊断HL的关键方法，对诊断不明者可能需要更多的分子标记物检测。

2 分期

采用Ann Arbor分期系统。

第三节 治疗

1 治疗前评估

1.1 询问病史及体检

仔细询问全面病史及体检，包括："B"症状、酒精不耐受、皮肤瘙痒、疲劳、体能状态等。体检应包括所有淋巴结区、脾脏、肝脏等部位的查体。

1.2 实验室检查

血细胞计数[CBC]、白细胞分类、血小板计数、血沉、β_2-微球蛋白、碱性磷酸酶、LDH、肝肾功能(LFT)；育龄妇女进行妊娠试验。

1.3 影像学检查

为进一步明确临床分期，需完善全身影像学(PET/CT)检查。诊断性CT平扫+增强扫描范围常含颈部、胸部、腹部、骨盆，同时也含体查异常及PET/CT诊断为异常的区域。对纵隔肿块较大者，鼓励行胸部前后位和侧位的X线检查。条件允许，鼓励定期行PET/CT扫描，对HL初诊分期及疗效评估意义重大，并可指导后续治疗。

1.4 特殊的治疗前评估/准备

(1) 保留生育能力

以烷化剂为基础的化疗发生卵巢早衰的风险高于以非烷化剂为基础的化疗。患者如有生育需求，建议在开始烷化剂化疗或盆腔RT前考虑保留生育力的相关措施，包括：男性的精液冷冻保存，女性卵巢组织或卵母细胞冷冻保存等。

(2) 肺功能检查

若用ABVD或escalated BEACOPP治疗，特别是年长患者，应定期行肺功能检查（PFTs，包括弥散量

[DLCO])。

（3）骨髓检查

多数情况下，如PET/CT显示骨髓摄取均一（被认为继发于细胞因子释放）则不考虑累及骨髓。如存在多灶性（3个或3个以上）骨骼PET/CT病灶，可考虑累及骨髓，一般情况下，不需再行骨髓检查。若出现血细胞减少但PET骨髓阴性，应完善骨髓检查，包含骨髓细胞学检查和骨髓活检。

（4）心脏超声

考虑使用以蒽环类为基础的化疗，需行定期左室射血分数评估。特别是老年和有心脏基础疾病者。

2　治疗

2.1　早期CHL预后良好型

对不伴大肿块的早期CHL，采用短疗程化疗序贯ISRT巩固方案。首先建议先行2个周期ABVD方案，后行中期PET/CT评估。Deauville评分达到1~3分者，可根据后续治疗倾向来选择后续治疗。对倾向于接受巩固放疗者，若无ESR<50mm/h、无结外病灶受累以及<3个病灶等高危因素，建议接受ISRT（20Gy）治疗，或根据Deauville评分分层接受1~2周期的ABVD方案加上ISRT（30Gy）治疗。若倾向于单纯化疗，Deauville评分1~2分者则建议再加1~2程ABVD治疗，

Deauville 评分3分者根据RATHL研究建议接受4周期AVD治疗。

Deauville 评分4分者，再接受2程ABVD治疗，然后根据再次PET/CT评分结果决定后续治疗。再次Deauville 评分4~5分者建议重新活检。活检阴性者治疗同再次Deauville 评分1~3分患者一样接受ISRT（30Gy）巩固治疗。中期PET/CT评估Deauville 评分5分且活检阴性者按Deauville 评分4分的处理原则，活检阳性者则按难治性CHL方案处理。

此外，对早期、无大肿块的初治CHL，用BV+Nivo+AD（维布妥昔单抗联合纳武利尤单抗、阿霉素、达卡巴嗪）治疗，ORR达98%，CR达93%，12个月PFS率100%，24个月的PFS率88.3%，且和其他一线方案相比，周围神经病变发生率低。

2.2 早期CHL预后不良型

首选ABVD方案治疗，最初给药2个周期，随后用PET/CT进行再分期。Deauville 评分为1~3分者可再接受2个周期的ABVD（共4个周期）和ISRT（30Gy）治疗；也可建议再加4周期ABVD化疗。Deauville 评分为4~5分者接受2个周期提高剂量BEACOPP治疗后再行PET/CT疗效评估。如Deauville 评分为1~3分，接受ISRT（30Gy）治疗或另增加2周期提高剂量的BEACOPP，然后随访。Deauville 评分为4~5

分者，建议重新活检。如为阴性，按照Deauville评分1~3分者治疗。活检阳性者应按难治性CHL行治疗。此外，BREACH研究结果显示，早期预后不良CHL中使用BV-AVD相较于ABVD明显改善早期初治霍奇金患者2周期后PET阴性率（82.3% vs. 75.4%），对PET2阳性者，BV-AVD方案的2年PFS获益更显著（93.8% vs. 71.6%）。

2.3 晚期疾病

ABVD方案仍是Ⅲ-Ⅳ期CHL的首选标准化疗方案（表14-1），最初先给药ABVD方案2周期，然后PET/CT评估，Deauville评分1~3分者接受4周期AVD治疗，尤其适于老年及应用博来霉素肺毒性风险明显增加者。4周期AVD后，策略包括对初始体积较大或选定的PET阳性部位行观察或ISRT。对Deauville评分为4~5分者，推荐2周期的escalated BEACOPP方案，然后用PET重新评估疗效。Deauville评分为1~3分者，推荐继续治疗2周期的escalated BEACOPP方案或对初始体积较大及PET阳性的病灶行ISRT。对Deauville评分为4~5分者，建议活检。如活检结果为阴性，按上述Deauville评分为1~3分治疗。活检为阳性者应按难治性疾病的处理方法治疗。

对年龄<60岁，且IPS评分≥4的Ⅲ-Ⅳ期CHL，可考虑首先使用escalated BEACOPP方案治疗。并对基

线体积较大的部位或PET阳性的部位进行ISRT治疗。由于免疫靶向治疗药物逐渐用于临床，目前BEACOPP临床应用呈下降趋势。如博来霉素不耐受，同时伴IPS≥4分，且无已知神经病变，可考虑A（维布妥昔单抗）+AVD方案治疗。ECHELON-1研究显示6个周期A（维布妥昔单抗）+AVD方案与标准ABVD方案相比，改善了2年的PFS，减少了肺毒性，故对老年及肺功能不良者可作为治疗选择。SWOG S1826 Ⅲ期临床试验结果显示，对进展期的初治CHL患者，N（纳武利尤单抗）-AVD组的1年PFS为优于BV-AVD组（94% vs. 86%），周围神经毒性在BV-AVD组更为常见，N-AVD组的免疫相关AE并不常见。值得注意的是，由于目前国内无长春花碱，一般用长春新碱来替代，但是应警惕将维布妥昔单抗和长春新碱联用对周围神经病变的叠加影响。

若一线治疗疗效未达CR者，适合行自体造血干细胞移植挽救治疗。

2.4 老年（>60岁）CHL患者的治疗

老龄是CHL的不良预后因素之一。ABVD方案是Ⅰ-Ⅱ期预后良好型老年者（>60岁）的主要治疗选择。给予ABVD方案治疗4周期，然后进行ISRT。

对Ⅰ-Ⅱ期预后不良型或Ⅲ-Ⅳ期老年患者，酌情选用ABVD、维布妥昔单抗+AVD和维布妥昔单抗维持治疗、维布妥昔单抗加DTIC、维布妥昔单抗加苯达莫司汀、维布妥昔单抗加PD-1单抗、是主要治疗选择。

表14-1　初治CHL治疗方案

分期	分层	Ⅰ级推荐	Ⅱ级推荐	Ⅲ级推荐
Ⅰ-Ⅱ期	预后良好	ABVD × 2~4 周期 + RT（20Gy）（1A类）		
	预后不良	ABVD×4周期+RT（30Gy）（1A类）	ABVD×2周期+增强剂量BEACOPP × 2~4周期±RT（30Gy）（≤60岁）（1B类）	
Ⅲ-Ⅳ期		ABVD×6周期±RT（1A类）或ABVDx2周期+增强剂量BEACOPP ×4周期±RT（1A类）或ABVDx2周期+AVD×4周期（1A类）或A（维布妥昔单抗）+AVD×6周期±RT（1A类）	ABVD×2周期+增强剂量BEACOPP ×4周期±RT（2B类） N（纳武利尤单抗）+AVD×6周期±RT（2A类）	

2.5　NLPHL患者的治疗

NLPHL常表现为慢性病程，与CHL的自然病程及对化疗的反应有所不同。大部分患者分期较早，较少伴有“B”症状、纵隔及结外侵犯或大肿块。单纯ISRT是早期NLPHL的治疗选择之一，ⅠA期且无不良预后因素的患者推荐采用ISRT（30Gy）治疗。ⅠB/Ⅱ期及ⅠA/ⅡA期伴大肿块、不连续病灶者，推荐化疗（ABVD、CHOP或者CVP方案）联合ISRT及利妥昔单抗方案治疗。Ⅲ-Ⅳ期者推荐化疗及利妥昔单抗联合或不联合ISRT治疗。

2.6 复发难治性HL的治疗

对复发难治性CHL，建议在治疗前重新活检行组织病理学确诊。如活检为阴性，则行观察（PET/CT的短间隔随访）。活检阳性者建议PET/CT再分期。维布妥昔单抗或整合苯达莫司汀或整合PD-1单抗、DHAP、GVD、ICE、IGEV、BeGEV等方案是复发难治性CHL患者常用的二线全身治疗选择（表14-2）。建议所有患者在接受二线全身治疗后用PET/CT评估疗效。随后行大剂量化疗联合HDT/ASCT，有条件者行维布妥昔单抗维持1年。对既往未接受过放疗的复发部位，强烈建议放疗。

苯达莫司汀、依维莫司和来那度胺可作为复发难治性CHL的后续治疗选择。纳武利尤单抗和帕博利珠单抗可作为3线或3线以上全身治疗（包括自体HSCT）后复发或进展的CHL治疗选择。KEYNOTE-204研究证实，在复发/难治性经典型霍奇金淋巴瘤患者中，帕博利珠单抗疗效优于维布妥昔单抗，所有亚组的PFS均显示具有临床意义的显著改善。

此外，中国学者采用地西他滨整合PD-1单抗治疗复发难治性CHL，其CR率可达到71%，疗效明显优于PD-1单抗疗效，不良反应低，疗效持久、可部分逆转PD-1单抗耐药，值得探讨和关注。一项Ⅰ/Ⅱ期临床研究揭示了抗CD30 CAR-T细胞治疗复发/难治性霍奇金淋巴瘤的疗效，在31例接受氟达拉滨为基础的预处理的患者中ORR 72%，CR率59%，1年PFS为36%，1年OS率为94%。自体造血干细胞移植后复发且仍对化疗敏感的年轻患者，可考虑行异基因造血干细胞移植治疗。清髓性预处理异基因HSCT的复发率较低，但其治疗相关性死亡率较高。

对NLPHL，在难治性疾病或疑似疾病复发治疗前，应重新活检，以排除向侵袭性淋巴瘤的转化。活检阴性继续观察。活检证实NLPHL复发的患者接受二线治疗，主要尝试采用利妥昔单抗联合化疗方案，或大肿块或有压迫症状者给予局部放疗，然后用PET再评价。对疾病进展者进行活检，以排除转化。若疾病转化为DLBCL，应按照DLBCL治疗。CHL具体治疗方案见附录表19-19（66-69）。

表 14-2 复发/难治 CHL 的治疗方案

分层	Ⅰ级推荐	Ⅱ级推荐	Ⅲ级推荐
符合移植条件	二线挽救化疗+大剂量化疗联合自体造血干细胞移植（1A类）	信迪利单抗、替雷利珠单抗、卡瑞利珠单抗、赛帕利单抗、派安普利单抗、纳武利尤单抗、帕博利珠单抗（3类）或维布妥昔单抗（2B类）	卡瑞利珠单抗+地西他滨（3类）或维布妥昔单抗+纳武利尤单抗（3类）或PD-1单抗+二线挽救化疗（3类）或维布妥昔单抗+二线挽救化疗（3类）
不符合移植条件	二线挽救化疗（2A类）或信迪利单抗、替雷利珠单抗、卡瑞利珠单抗、赛帕利单抗、派安普利单抗（2B类）或维布妥昔单抗（2B类）	纳武利尤单抗、帕博利珠单抗（3类）	苯达莫司汀（3类） 来那度胺（3类） 依维莫司（3类） 卡瑞利珠单抗+地西他滨（3类）或维布妥昔单抗+纳武利尤单抗（3类）或PD-1单抗+二线挽救化疗（3类）或维布妥昔单抗+二线挽救化疗（3类） 临床试验（3类）

第四节　预后

1　早期（Ⅰ-Ⅱ期）CHL患者

对早期（Ⅰ-Ⅱ期）CHL患者，多种因素与预后相关。≥50岁、结外器官受累、受累淋巴结区域>3处、ESR≥50mm/h、B症状及纵隔肿物或大肿块是HL的不良预后因素。不同协作组或不同临床研究根据上述因素将早期霍奇金淋巴瘤分为预后良好和预后不良两组（表14-3）。

表 14-3　Ⅰ-Ⅱ期经典型霍奇金淋巴瘤不良预后因素分类

预后因素	GHSG	EORTC	NCCN
年龄		≥50岁	
ESR 和 B 症状	A 组 ESR>50；B 组且 ESR>30	A 组 ESR>50；B 组且 ESR>30	ESR≥50 或任何B症状
纵隔肿物	MMR>0.33	MTR>0.35	MMR>0.33
受累淋巴结区域	>2*	>3*	>3
结外病灶	任何结外病灶		
大肿块			>10cm

注：ESR：血沉；GHSG：德国霍奇金淋巴瘤协作组；EORTC：欧洲肿瘤研究与治疗协作组；NCCN：美国国立综合癌症网络；MMR：定义为纵隔肿块最大横径与最大纵隔横径之比；MTR：定义为纵隔肿块最大横径与T5-6处胸腔直径之比；EORTC将同侧锁骨下/胸大肌后区和腋窝视为一个淋巴结区域，GHSG将锁骨下/胸大肌后区和颈部视为一个淋巴结区域，EORTC和GHSG均将纵隔和双侧肺门视为一个淋巴结区域。

NCCN指南将早期CHL分为2组：早期预后良好组（Ⅰ-Ⅱ期无“B”症状且无大纵隔或大肿块、ESR≥50mm/h或受累淋巴结区域大于3处中任何一条）；早期预后不良组（Ⅰ-Ⅱ期伴“B”症状或有纵隔大肿块、大纵隔ESR≥50mm/h或受累淋巴结区域大于3处中任何一条）。

2　晚期（Ⅲ-Ⅳ期）CHL患者

晚期（Ⅲ-Ⅳ期）患者，常采用国际预后评分（IPS）进行预后分层。IPS确定了7项晚期HL不良预后因素，包括：①≥45岁；②男性；③Ⅳ期；④白蛋白水平<40g/L；⑤Hb<105g/L；⑥白细胞增多（计数>15×10^9/L）；⑦淋巴细胞减少（淋巴细胞计数< WBC的8%和/或淋巴细胞计数<0.6×10^9/L）。每个不良预后因素为1分，每个因素使生存率每年降低7%~8%。

第十五章

Castleman病

第一节　概述

Castleman病（Castleman disease，CD）曾被称为巨大淋巴结病或血管滤泡性淋巴结增生症，是一组罕见、具有特征性组织病理学特点的异质性淋巴组织增生性疾病，被纳入中国第一批罕见病目录。目前认为白细胞介素6（interleukin-6，IL-6）可能是其疾病驱动因素，部分病例与人类疱疹病毒-8（human herpes-virus-8，HHV-8）感染关系密切。病理形态上，CD可分为透明血管型（hyaline vascular，HV-CD）、浆细胞型（plasmacytic，PC-CD）及混合型（Mixed-CD）。HV-CD以生发中心萎缩和过度血管化为病理特征，PC-CD的特征是生发中心增生和多型浆细胞增多，Mixed-CD兼具上述两种特征。

由于CD的罕见性，临床及病理诊断相对困难，加之对该病发病和转归尚不清楚，需要有规范化的诊断和治疗，以提高CD患者整体诊断率及疗效。

第二节 病理诊断分期

1 病理诊断

HV-CD：淋巴结被膜增厚、玻璃样变，淋巴窦消失。淋巴滤泡增生，滤泡套区增宽，滤泡生发中心萎缩，可见一套区包绕多个生发中心的结构（进行性转化的生发中心，PDGC）。萎缩的生发中心主要由梭形滤泡树突细胞和血管内皮细胞组成，生发中心内的血管内皮细胞增生、玻璃样变。套区小淋巴细胞围绕着萎缩的生发中心呈“葱皮”样排列。滤泡间区内见小血管增生，管壁透明变。可见小血管垂直插入萎缩的生发中心，呈“棒棒糖”样改变。淋巴结周围组织血管旁常见纤维化和硬化改变。

PC-CD：可见HV-CD样淋巴滤泡，但部分病例或部分病灶的滤泡生发中心萎缩不明显，甚至会出现生发中心增生和扩大，可见嗜伊红物质沉积。滤泡间区和髓索内见明显增多的多克隆性浆细胞，常见Russell小体，也可见散在的嗜酸性粒细胞和肥大细胞浸润。与HV型相似，其滤泡间区可见血管透明变，但该特点没有HV型明显。有时可见滤泡套区的“葱皮”样改变。

Mixed-CD：形态特点兼具HV-CD及PC-CD的

特征。

表 15-1 Castleman 病的病理诊断

	Ⅰ级推荐	Ⅱ级推荐	Ⅲ级推荐
获取组织的方式	可疑淋巴结完整切除或切取活检	空芯粗针穿刺活检	
IHC	CD20、CD79[a]、CD3、CD38、CD138、κ/λ、IgG、IgG4、HHV-8（LANA-1）[b]、CD21（或CD23）	IgD 、CD10、BCL2、BCL6、Cy-clinD1、TdT	
流式细胞术		κ/λ、CD19、CD20、CD5、CD23、CD10（外周血和/或活检样本）	
基因检测	EBER-ISH	Ig和TR基因重排	

注：a. CD的诊断主要基于组织病理学检查，含形态学和免疫组化染色，必要时参考流式细胞术及基因检测结果。优选完整淋巴结切除活检，若无法进行，可行粗针穿刺活检明确病理诊断。b. 可根据淋巴结组织病理的LANA-1免疫组化染色和（或）外周血中HHV-8 DNA检测结果判断是否为HHV-8阳性，如果前述两项检测中任一项阳性，可诊断为HHV-8阳性MCD；若无HHV-8感染证据，则诊断为HHV-8阴性MCD。

2 临床分型

根据淋巴结受累区域的不同，可将CD分为单中心型（unicentric Castleman disease，UCD）和多中心型（multicentric Castleman disease，MCD）。仅有同一淋巴结区域内一个或多个淋巴结受累的CD被定义为UCD。

有多个（≥2个）淋巴结区域（淋巴结短径需≥1cm）受累的CD为MCD。大多数UCD患者无伴随症状。MCD患者往往还伴有发热、盗汗、乏力、体重下降、贫血、肝功能不全、肾功能不全、容量负荷过多（全身水肿、胸水、腹水等）等全身表现。依据是否感染HHV-8，可将MCD进一步分为HHV-8阳性MCD及HHV-8阴性MCD。HHV-8阴性MCD又可进一步分为无症状性MCD（asymptomatic MCD，aMCD）和特发性MCD（idiopathic MCD，iMCD），前者除淋巴结肿大外，无全身症状和高炎症表现；后者则伴全身症状和（或）脏器损伤表现。iMCD还可进一步分为iMCD-非特指型（iMCD-non-specific，iMCD-NOS）和iMCD-TAFRO亚型（Thrombocytopenia、Anasarca、Fever、Reticulin fibrosis、Renal dysfunction、Organ enlargement）。iMCD-TAFRO亚型的临床症状更为严重，以血小板减少、胸/腹水、发热、骨髓纤维化、肾功能不全、淋巴结肿大和/或肝脾脏肿大为主要表现，其与iMCD-NOS型相比预后更差。我国学者认为一组以多克隆高丙种球蛋白血症、浆细胞型/混合型淋巴组织病理学和血小板增多症为特征的特殊类型iMCD应作为iMCD的特殊亚型，称为iMCD-特发性浆细胞淋巴结病（iMCD-idiopathic plasmocytic lymphadenopathy，iMCD-IPL）。其常伴有更高的炎症状态，但预后较好。

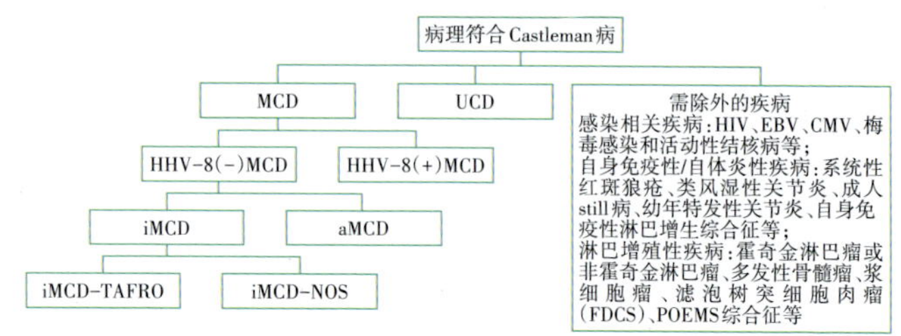

图 15-1 Castleman病的临床分型

第三节 治疗

1 治疗前评估

1.1 询问病史及体检

治疗前应全面仔细地询问病史及体检，评价有无发热、疲乏、厌食、体重下降、呼吸困难、皮疹、浆膜腔积液和肿瘤压迫相关症状。

1.2 实验室检查

包括炎症状态及器官损伤评估：血常规、肝肾功能、红细胞沉降率、C反应蛋白、血清白蛋白、乳酸脱氢酶、IL-6、肺功能（通气+弥散）、骨髓穿刺和活检。鉴别诊断相关检查：病原学检测（HIV抗体及抗原，EB病毒DNA，梅毒抗体，HHV-8 DNA）、免疫相关检测（抗核抗体谱、类风湿因子、免疫球蛋白定量、IgG4）、M蛋白相关检测（血清蛋白电泳、血尿免疫固定电泳），怀疑结核感染患者进行结核病相关检查（结核菌素试验、TB-SPOT、痰涂片及核酸检查）。

1.3 影像学检查

包括颈部、胸部、腹部、盆腔等部位的增强CT检查或全身PET/CT检查，以明确CD侵犯部位进行分型，评估病变淋巴结大小、是否存在压迫、有无肝脾增大及浆膜腔积液情况。

2 治疗

2.1 UCD的治疗

表15-2 UCD患者治疗方案

分层	Ⅰ级推荐	Ⅱ级推荐	Ⅲ级推荐
可手术切除	完整切除后观察，如复发需再次评估手术切除可行性		
	部分切除： ●无症状：观察，直至复发再次评估手术可行性 ●有症状：参考下方“不可手术切除”治疗原则		
不可手术切除	无症状患者，可采用等待观察的策略； 可通过以下方案降低肿瘤负荷，使之达到可切除的水平： ●局部放疗、血管栓塞治疗 ●利妥昔单抗±强的松±环磷酰胺 ●血管栓塞治疗 如经治后可手术切除： ●完整切除后观察 ●部分切除后使用此前未使用过的一线治疗 如经治后不可手术切除： ●此前未使用过的一线治疗		

注：（1）对有可能完整切除病灶的UCD患者，首选外科手术完整切除病灶。手术不仅能够去除CD病灶，还能够改善相应高炎症状态；（2）对无法完整手术切除者，首先要评估有无CD相关症状（如压迫相关症状、高炎症状态或副肿瘤天疱疮等）；（3）对药物干预后病灶仍难以切除者，若高炎症状态改善，可考虑继续药物治疗并观察肿物变化；若高炎症状态改善不明显，可考虑局部放疗或参考iMCD的其他二线方案。

2.2 MCD的治疗

（1）HHV-8阳性MCD的治疗

可采用以利妥昔单抗为基础的治疗（如利妥昔单抗±脂质体阿霉素/阿霉素±糖皮质激素）。对同时合并HIV感染者，可请相关科室协助制定抗HIV治疗方案。

（2）iMCD的治疗

依据CDCN危险度分层定义的“非重型”和“重型”采取不同的治疗策略（表15-3）。重型iMCD者往往存在显著的器官功能不全，甚至会出现“细胞因子风暴”，患者死亡率高，需更加积极干预。由于iMCD的治疗暂无标准方案，无论是对初治患者还是难治/复发患者，均推荐患者积极参与临床研究。

表15-3 iMCD治疗方案

分层	Ⅰ级推荐	Ⅱ级推荐	Ⅲ级推荐
非重型iMCD	●司妥昔单抗±泼尼松[a] ●TCP方案[b] ●R-CVP方案[c] ●利妥昔单抗±泼尼松[d] ●临床试验	●BCD方案[e] ●西罗莫司[f] ●R^2方案[g] ●RVD方案[h]	

续表

分层	Ⅰ级推荐	Ⅱ级推荐	Ⅲ级推荐
重型 MCD	●司妥昔单抗+大剂量糖皮质激素[i] ●BCD方案 ●临床试验	●R±CHOP方案、VDT-ACE-R方案等[j]	

（3）iMCD-TAFRO的治疗

尽管目前有初步数据提示iMCD-TAFRO的发病机制可能与iMCD-非特指型有一定差异，但基于现有证据仍推荐对此类患者应用重症型iMCD的联合治疗策略进行治疗，例如：司妥昔单抗联合足量糖皮质激素的应用或者司妥昔单抗联合BCD方案等。利妥昔单抗、环孢素对于iMCD-TAFRO有效，尤其是对于改善腹水和治疗血小板降低。此外，樊代明院士团队报道了一例以消化道症状和腹腔积液为主要表现的MCD，患者经检测有环氧化酶-2（cyclooxygenase-2，COX2）表达增高，伴有COX2介导的多脏器损伤，应用化疗联合COX2抑制剂治疗取得了良好的疗效。

3 疗效评价

（1）UCD的疗效评价：根据术后1~3个月时的影像学评估手术切除后局部病灶残留情况，之后每年复查影像学，评估有无术后复发。对于存在高炎症状态的UCD患者，可以在治疗后参考iMCD的疗效评估标准评价症状及生化缓解情况。

（2）iMCD的疗效评价：iMCD的核心治疗目标是控制高炎症状态，而非淋巴结大小。疗效评价标准推荐采用CDCN 2017年版疗效评估标准，如表15-4所示。

表15-4　多中心型Castleman病的疗效评估标准

整体疗效	生化疗效	淋巴结（根据Cheson标准）	症状改善[f]
CR[a]	CRP、血红蛋白、白蛋白、GFR恢复正常[e]	CR	恢复至基线（发病前）
PR[b]	CRP、血红蛋白、白蛋白、GFR均改善>50%	PR	4个症状（疲乏、厌食、发热、体重下降）均改善，但未恢复至发病前
SD[c]	CRP、血红蛋白、白蛋白、GFR均改善<50%，或恶化<25%	未达PR或CR	4个症状（疲乏、厌食、发热、体重下降）中至少1个症状（但不是所有症状）改善
PD[d]	CRP、血红蛋白、白蛋白、GFR中任一项恶化>25%	增大>25%	≥2次评估提示4个症状（疲乏、厌食、发热、体重下降）中任一症状恶化[g]

注：CR：完全缓解；PR：部分缓解；SD：疾病稳定；PD：疾病进展；CRP：C反应蛋白；GFR：肌酐清除率；a指生化疗效、淋巴结、症状改善均达CR；b指生化疗效、淋巴结、症状改善均≥PR；c指生化疗效、淋巴结、症状改善均未达到PD且不符合PR或CR标准；d指生化疗效、淋巴结、症状任一项PD；e指CRP≤10mg/L，HGB≥130g/L（男）或115g/L（女），白蛋白≥35g/L，GFR≥60ml·min^{-1}·$1.73m^{-2}$；f指疲乏或厌食的通

用毒性标准（common toxicity criteria，CTC）级别较治疗前下降≥1级，发热较治疗前下降≥1℃，体重较治疗前增加≥5%；g指CTC级别较治疗前恶化≥1级。

第四节　预后

UCD患者的预后良好，5年生存率超过90%，几乎不影响远期生存。但合并副肿瘤天疱疮和闭塞性细支气管炎的UCD患者预后差。

iMCD患者预后较差，重型和非重型iMCD患者的3年总生存率估计分别为75.6%和93.8%。国际Castleman病协作网络（CDCN）提出iMCD的危险度分层体系，符合下述5条标准中2条及以上则考虑重型iMCD，否则为非重型iMCD。具体标准如下：①美国东部肿瘤协作组（ECOG）评分≥2分；②肾功能障碍Ⅳ期（eGFR<30ml/min；肌酐>3.0mg/dl）；③重度水肿和（或）腹水、胸水、心包积液；④血红蛋白≤80g/L；⑤肺部受累或伴气促的间质性肺炎。与非重型iMCD患者相比，重型iMCD患者预后更差。

第十六章

淋巴瘤的放疗

第一节 概述

放疗目前仍是淋巴瘤重要的治疗手段，也是最有效的局部区域治疗手段。部分侵袭性非霍奇金淋巴瘤（如弥漫性大B细胞淋巴瘤）化疗后加入放疗能提高局控率和总生存率；而对化疗相对抗拒的结外NK/T细胞淋巴瘤和早期惰性淋巴瘤，放疗仍为最主要的根治性手段。随着有效化疗药物和方案的不断发展与创新，新的预后评价手段和指标的引进，放疗治疗先进技术的应用，放疗在淋巴瘤治疗中的作用需要不断调整和评估。医生需要全面掌握现有证据，根据病人基本情况来推荐治疗，力争给病人带来最佳疗效。

第二节 放疗原则

1 放疗适应证

根据放疗目的和作用，可将淋巴瘤放疗的适应证大体分为：①根治性治疗；②整合治疗的一部分；③化疗不能耐受或抗拒、残存病灶的挽救治疗；④姑息治疗。表16-1根据美国国家癌症指南（NCCN）和现有临床研究证据提出的，初诊淋巴瘤患者放疗的指征和治疗原则。

2 放疗靶区原则

侵袭性淋巴瘤中，随着影像学的进步和化疗有效性的提高，单纯化疗后，失败的主要部位仍位于初始的淋巴结受累部位，仅需在化疗前淋巴结部位周围加上一圈很小的边界进行照射，就能有效降低疾病复发风险，逐渐形成受累淋巴结/部位照射的概念。

3 照射剂量

淋巴瘤对放疗敏感，放疗剂量依据病理类型、治疗目的和化疗反应来调整。

第三节 治疗

1 评估

治疗前要充分评估肿瘤侵犯部位和大小，常规做影像诊断检查，特殊部位肿瘤需要做相关检查。放疗射野需要根据病灶侵犯范围做个体化设计，因此全面精准的病灶评估对淋巴瘤放疗至关重要。淋巴瘤诊断和疗效评估详见相关章节。

2 治疗

根据放疗目的和作用，可将淋巴瘤放疗适应证大体分为以下几种。

2.1 根治性放疗

早期惰性淋巴瘤放疗预后非常好，推荐行根治性放疗。常见病理亚型包括滤泡淋巴瘤（FL）、结外黏膜相关淋巴组织淋巴瘤（MALT）、小淋巴细胞淋巴瘤/慢性淋巴细胞淋巴瘤（SLL/CLL）、套细胞淋巴瘤（MCL）等。这类肿瘤化疗后经常复发进展，放疗可长期控制病灶甚达治愈。对常规化疗方案不敏感的局限期侵袭性淋巴瘤，如结外NK/T细胞淋巴瘤，或不能耐受化疗毒性的淋巴瘤，放疗为最主要的根治性手段。

（1）局限期惰性淋巴瘤

放疗是局限期惰性淋巴瘤的首选根治手段，受到NCCN指南和欧洲肿瘤内科协会（ESMO）推荐，化疗和观察等待列为可选治疗。放疗是早期滤泡淋巴瘤和结外黏膜相关淋巴组织淋巴瘤唯一根治性治疗手段。近10年，越来越多患者倾向于接受观察或化疗，目前缺乏随机对照研究比较临床疗效，然而基于大数据分析显示，放疗组较未放疗组显著提高了5年和10年总生存率。在早期低级别滤泡淋巴瘤的分析中，NCDB（代表全美70%癌症患者）和SEER（代表美国约30%人口）数据均发现，放疗组较未放疗组10年总生存率显著提高14%，放疗组10年肿瘤特异生存率达到95%以上。多个大宗病例分析显示，早期结外黏膜相关淋巴瘤放疗后，5年生存率为95%，低于5%的病人死于肿瘤，局部控制率高于90%。接受放疗的MALT淋巴瘤患者10年总生存率（OS，73.8%）和相对生存率（RS，96.6%）显著高于化疗（OS，61.7%；RS，86.4%；$P < 0.001$）或其他/未知治疗组（OS，61.1%；RS，87.2%；$P < 0.001$）。

结节性淋巴细胞为主型霍奇金淋巴瘤中，早期患者仍推荐放疗为首选根治性治疗。根据多个大宗病例回顾分析或前瞻数据收集分析，早期结节性淋巴细胞为主型霍奇金淋巴瘤采用受累野放疗，疾病控制与放化疗整合治疗及扩大野的放疗效果相当，且显著优于单纯化疗。

（2）化疗不敏感的侵袭性淋巴瘤

某些化疗不敏感的侵袭性淋巴瘤，放疗是主要根治性治疗，如结外NK/T细胞淋巴瘤。对局限期结外NK/T细胞淋巴瘤，使用阿霉素为基础的方案单纯化疗，长期生存率低于30%，即使应用新方案，如含左旋门冬酰胺酶和铂类方案化疗，大宗病例报道的5年生存率也未超过30%~40%。而采用放疗为主的治疗，早期结外NK/T细胞淋巴瘤5年生存率在60%~70%以上。来自中国的多中心大宗病例分析显示，早期结外NK/T细胞淋巴瘤应进行风险分层治疗，无预后不良因素（年龄>60岁，LDH增高，ECOG评分≥2分，原发肿瘤侵犯和Ⅱ期）的早期低危结外NK/T细胞淋巴瘤，建议单纯放疗，5年生存率约90%，加入化疗未进一步提高生存率。有预后不良因素的早期中高危结外NK/T细胞淋巴瘤，建议放疗后化疗（含门冬酰胺酶方案）或短疗程化疗后放疗，放疗后化疗的疗效优于单纯放疗或化疗后放疗，5年生存率达到72%。放疗联合新化疗方案较放疗联合旧化疗方案显著提高了早期病人的生存率，现代化放疗可治愈72%的结外NK/T细胞淋巴瘤患者。

（3）化疗耐受或抗拒的淋巴瘤

当化疗无效，或患者无法完成既定方案的化疗，局限期患者可接受根治性放疗。例如局限期霍奇金淋巴瘤，可行根治性次全淋巴结照射。侵袭性淋巴瘤如早期弥漫性大B细胞淋巴瘤放疗的5年生存率约为30%~50%。

2.2 整合治疗

对于早期经典型霍奇金淋巴瘤和侵袭性非霍奇金淋巴瘤，化疗有效时加入放疗的好处主要在于两方面，一是提高疾病控制，免除部分患者失败后的大剂量化疗和骨髓移植，甚至提高总生存率；二是能降低总体治疗强度，减少化疗周期数，从而降低治疗的毒副作用，提高治疗依从性。

早期霍奇金淋巴瘤中，HD10和11研究表明，仅需2或4周期ABVD方案化疗和20Gy或30Gy受累野放疗，5年总生存即能达到90%以上，与更长周期ABVD化疗加更高剂量放疗的疗效无差别。多个临床研究，选择化疗效果特别好、预后指标良好的患者进行单纯化疗而豁免放疗。英国RAPID研究和德国HD16研究结果显示，即使对非大肿块的Ⅰ-Ⅱ期霍奇金淋巴瘤，化疗后早期PET阴性患者中省略放疗，疾病控制率仍显著降低。而EORTC研究组开展的H10研究亦得到同样的结果，致使研究入组提前终止。这三个研究皆表明，对早期预后良好组霍奇金淋巴瘤，PET早期完全缓解（CMR）作为省略放疗的指标并不可靠。目前仍推荐放化疗整合治疗。而对早期预后不良霍奇金淋巴瘤，HD17和H10结果显示在化疗敏感组放疗可被省略。

弥漫大B细胞淋巴瘤前美罗华时代，SWOG8736研究显示，局限期DLBCL3周期CHOP化疗加40~55Gy放疗，无进展生存和总生存皆显著优于8周期单纯化疗。另一个随机分组研究ECOG1484证明，足量化疗达CR后放疗，能显著提高局部控制和无病生存率。美罗华时代大数据显示整合治疗较单纯化疗显著提高总生存约7%~10%。在DLBCL中，放疗还推荐用于结外受侵及疗前大肿块的病例。来自德国侵袭性淋巴瘤研究组的RICOVER-60 NoRTh研究和MinT研究都验证了放疗的作用。放疗对化疗后局部残存病灶的巩固治疗同样有效，甚至达到和疾病完全缓解同等的效果。对疗末PET评效完全缓解（CMR）、疗前无明显不良预后因素，放疗似乎可被安全省略。对早期低危DLBCL（IPI=0-1），接受4周期R-CHOP方案化疗达到CMR，5年生存率超过90%，可以考虑不做放疗。

美国国家数据库的真实治疗情况显示，无论早期霍奇金淋巴瘤，还是DLBCL，整合治疗的总生存率较单纯化疗显著提高。因此，NCCN和ESMO等其他指南中，早期霍奇金淋巴瘤和DLBCL皆推荐短疗程化疗加上局部放疗。

淋巴瘤常见结外部位或器官受累。由于化疗药物难以在这些组织中达到理想的浓度分布，或分子分型更常见不良的预后亚型，常导致结外部位的治疗失败比例较高。放疗作为最有效的局部控制手段，剂量分布不受器官限制，因此在结外受累病变的治疗中更加重要。如睾丸原发、中枢神经系统原发、皮肤受累、骨受累等，推荐放疗以更好地控制疾病。

2.3 化疗后残存和高危病人的巩固治疗

对化疗后残存的侵袭性淋巴瘤，残存病灶的放疗能够提高疾病控制，疗效近似、甚至等同于化疗完全缓解的患者。

对进展期霍奇金淋巴瘤，EORTC研究表明，化疗部分缓解（PR）后补充放疗，无事件生存和总生存与化疗完全缓解（CR）的效果类似，肯定了放疗在这部分患者中的作用。德国霍奇金淋巴瘤研究组HD12和HD15研究中，放疗的指征皆包括化疗后病灶残存。英国淋巴瘤研究组LY09研究显示，ABVD及交替方案化疗后，大肿块和残存病灶放疗，能显著改善无进展生存和总生存。放疗的作用似乎与化疗的密度和强度相关。如果给予高强度的化疗，如BEACOPP加强方案后，放疗的巩固作用即降低。但对剂量强度没那么大及长度不充分的化疗，放疗的巩固作用十分重要。弥漫大B细胞淋巴瘤化疗后局部残存病灶放疗可达与完全缓解相同的疗效。

对化疗失败的患者，行高剂量化疗和干细胞移植之前或之后，常推荐行受累淋巴结、全淋巴结或次全淋巴结放疗，能够进一步提高疾病控制，提高病人治愈率。对化疗失败后仍局限于局部区域的病例，甚至可采用单纯放疗进行挽救治疗，局部扩大野照射。

2.4 姑息治疗

绝大部分淋巴瘤对放疗敏感，放疗是淋巴瘤最有效的治疗手段之一，也是晚期病例的姑息治疗手段，对缓解肿瘤压迫或破坏产生的局部症状效果显著。惰性淋巴瘤细胞对射线高度敏感，常规照射剂量24~30Gy常能获得理想的局部控制，有效缓解局部症状，超低剂量放疗如4Gy/两次照射，在一半以上的病人中有效控制甚至完全缓解病情，70%病灶可达无进展，是有效的姑息治疗方案。

2.5 放疗靶区与剂量

（1）射野定义和分类

受累淋巴结照射（INRT）：化疗前在放疗体位下行PET/CT检查，并融合至化疗后放疗的定位CT中，准确照射所有化疗前大体肿瘤位置，即为受累淋巴结照射。这个定义强调两点，一是射野就是化疗前GTV的范围，二是必须有化疗前精确的治疗体位下的PET/CT评估。

受累部位照射（ISRT）：当无条件获得精准的治疗前影像时，可通过适度增大射野来涵盖治疗中的不确定性因素，由此衍生出受累部位照射的概念。在缺乏化疗前治疗体位的精确影像学资料时，可参考化疗前和后的影像学信息，勾画出化疗前肿瘤位置，外放一定边界（2~5cm）来补偿这种影像学的不确定性，即为受累部位照射。当原发肿瘤位于结外器官，靶区常需包括整个器官，如眼、腮腺、胃、鼻腔等。

国际淋巴瘤放疗协作组已发表指南，指导受累淋巴结/部位照射的靶区勾画。目前回顾性数据和德国HD10和HD11前瞻性研究，初步验证了缩小射野的安全和有效性，成为NCCN指南和欧洲淋巴瘤治疗组织推荐的首选放疗技术。

（2）剂量

成人淋巴瘤所需照射剂量不同，HL的根治剂量为36~40Gy，化疗后达CR（亚临床病灶）20~30Gy。低度恶性NHL的根治性照射剂量为24~30Gy，DLBCL化疗CR后巩固性放疗30~40Gy，结外鼻型NKTCL淋巴瘤的根治照射剂量为50~56Gy。

德国霍奇金淋巴瘤研究组HD10的研究表明，预后良好早期霍奇金淋巴瘤，2周期ABVD化疗后20Gy的放疗能够达到与30Gy同等效果，而HD11显示，预后不良早期霍奇金淋巴瘤4周期ABVD化疗后应给予30Gy照射。英国淋巴瘤研究组的研究证实，侵袭性和惰性非霍奇金淋巴瘤分别将放疗剂量降低至30Gy和24Gy未降低疗效。而惰性淋巴瘤姑息放疗剂量学研究显示，放疗4Gy能使49%的患者肿瘤完全消退，总体上96%肿瘤稳定和有效（SD+PR+CR）。常见亚型放疗见表16-1。

表 16-1　初诊淋巴瘤放疗指征

淋巴瘤亚型	指征	治疗原则
经典型霍奇金淋巴瘤	ⅠA和ⅡA期，预后良好*	ABVD×2 + ISRT 20Gy
	ⅡA期，预后好**	ABVD×4 + ISRT 30Gy
	Ⅰ－Ⅱ期，预后不良	ABVD×4-6+ISRT 30~36Gy或BEACOPPesc×2+ABVD×2+ISRT 30~36Gy
	Ⅲ－Ⅳ期	ABVD化疗后，对化疗残留和疗前大肿块行ISRT； BEACOPPesc化疗后对残存直径>2.5cm且PET阳性病灶ISRT
结节性淋巴细胞为主型HL	ⅠA和ⅡA期，非大肿块	ISRT 30Gy
	ⅠB和ⅡB期，或早期大肿块	化疗后ISRT 20~30Gy
	Ⅲ－Ⅳ期	化疗后ISRT或局部放疗，剂量参考以上
弥漫大B细胞淋巴瘤，非特指	Ⅰ－Ⅱ期	RCHOP×3+ISRT 或 RCHOP×6+ISRT
	Ⅲ－Ⅳ期	对化疗后残存，或者化疗前大肿块及结外受侵部位行ISRT
		化疗CR后推荐放疗剂量30~36Gy；化疗PR或SD后剂量为30~40Gy；化疗后进展行挽救放疗时剂量40~50Gy
结外NK/T细胞淋巴瘤	Ⅰ期无预后不良因素*** Ⅰ期有预后不良因素或Ⅱ期 Ⅲ－Ⅳ期	单纯放疗，受累部位放疗ISRT 50Gy，残存灶补量5~10Gy 放疗联合非阿霉素方案的综合治疗，ISRT 50Gy，残存灶补量5~10Gy 门冬酰胺酶方案化疗，原发灶或残存病灶照射。

续表

淋巴瘤亚型	指征	治疗原则
外周T细胞淋巴瘤	ALK 阳性的 ALCL，Ⅰ－Ⅱ期	化疗×3+RT或化疗×6+RT，ISRT 40Gy，可根据具体情况残留部位补量照射。
	PTCL，NOS / ALK 阴性的 ALCL / AITL / EATL	化疗×6+RT，ISRT 40~50Gy
结外黏膜相关淋巴组织淋巴瘤	Ⅰ－Ⅱ期，非大肿块 Ⅲ－Ⅳ期	ISRT 24~30Gy 姑息性放疗剂量 4Gy
滤泡淋巴瘤	Ⅰ－Ⅱ期，非大肿块 Ⅲ－Ⅳ期	ISRT 24~30Gy 姑息性放疗剂量 4Gy
CLL/SLL	Ⅰ期	ISRT 24~30Gy 姑息性放疗剂量 4Gy
MCL	Ⅰ－Ⅱ期，非大肿块	化疗后放疗或单纯放疗，ISRT 24~30Gy
原发皮肤B细胞淋巴瘤	边缘带或滤泡型，单发或局限于区域	局部放疗，ISRT 24~30Gy
	大B细胞，腿型，单发或局限于区域	RCHOP+RT或单纯放疗，40Gy
蕈样霉菌病	局限的斑块或瘤块	局部放疗或全身电子线照射，24~30Gy，局部肿块可进一步推量

*非大肿块，<3个受累部位，ESR<50，无结外受累。

**非大肿块，<4个受累部位，ESR<50，±结外受累。

***早期预后不良因素：年龄>60岁，LDH增高，ECOG评分≥2分，原发肿瘤侵犯（PTI）和Ⅱ期。

第四节 评估

治疗前要充分评估肿瘤侵犯部位和大小，常规做影像诊断检查，特殊部位肿瘤需要做相关检查。放疗射野需要根据病灶侵犯范围做个体化设计，因此全面精准的病灶评估对淋巴瘤放疗至关重要。淋巴瘤诊断和疗效评估详见相关章节。

第十七章

噬血细胞综合征

第一节　淋巴瘤相关HLH的定义

噬血细胞性淋巴组织细胞增多症（hemophagocytic lymphohistiocytosis，HLH）又称噬血细胞综合征，是一种遗传性或获得性免疫调节功能异常导致的淋巴细胞、单核细胞和巨噬细胞异常激活、增殖和分泌大量炎性细胞因子引起的过度炎症反应综合征。以发热、血细胞减少、肝脾肿大及肝、脾、淋巴结和骨髓组织发现噬血现象为主要临床特征。

按照是否存在明确的HLH相关基因异常，HLH可分为“原发性”和“继发性”两类。淋巴瘤是继发HLH的常见诱因之一，发病率随着年龄的增长而增高。淋巴瘤诊疗过程中发生的HLH统称为淋巴瘤相关HLH。根据发生诱因不同，淋巴瘤相关HLH可分为淋巴瘤直接导致的HLH、感染导致的HLH及免疫治疗诱发的HLH。

第二节　淋巴瘤相关HLH的诊断标准

推荐采用国际组织细胞协会于2004年修订的HLH-2004标准。在具有明确病理诊断的淋巴瘤的基础上，除外原发HLH，符合HLH-2004诊断标准8条指标中的5条或以上，淋巴瘤相关HLH的诊断可以成立。

第三节　淋巴瘤相关HLH的治疗

对淋巴瘤相关HLH的治疗应该先针对HLH还是先针对淋巴瘤，目前尚无循证学依据，需根据患者的不同状况给予HLH诱因指导下的分层治疗。

对“感染导致的HLH”和“免疫治疗诱发的HLH”，HLH缓解、感染等诱因祛除后，可回归至既往的淋巴瘤治疗。

对“淋巴瘤直接导致的HLH”、器官功能尚可的患者，推荐给予兼顾HLH及淋巴瘤的含依托泊苷的联合化疗方案，如DEP、DA-EPOCH或DEP样方案；对器官功能较差的“脆弱”患者，可考虑予HLH-94方案或非细胞毒性药物治疗。HLH得到控制后应积极过渡到标准的淋巴瘤化疗。

第四节　淋巴瘤相关HLH的预后

淋巴瘤相关HLH疾病凶险，进展迅速，早期死亡率高，若不及时进行合理、有效的早期干预，中位生存期不足2月，早期诊断及治疗是改善患者预后的关键。

第十八章

治疗相关不良反应管理

第一节 常见单克隆抗体药物（CD20）不良反应管理

1 输注反应（IRR）

注射CD20单抗可能导致严重的输液反应，包括致命性超敏反应。约80%的致命性输液反应与首次输注有关，表现为低血压、发热、畏寒、寒战、荨麻疹、支气管痉挛、舌或喉部肿胀感等。发生严重反应者应立即停止输注，并对3或4级的输液反应提供药物治疗。人源化的CD20单抗——奥妥珠单抗与效应细胞上的FcγⅢ受体亲和力增强，这可能导致IRR发生率高于利妥昔单抗。因此，在应用CD20单抗前应该首先做好预防，同时应对患者进行密切监测。

（1）用药前准备

应准备用于治疗超敏反应的药物。

（2）监测是否发生细胞因子释放综合征

表 18-1　CD20 单抗注射液输注相关不良反应处理

输注时间推荐等级	Ⅰ类推荐	Ⅱ类推荐
首次输注	预防用抗组胺药如苯海拉明 20~40mg，输前半小时；皮质类固醇如地塞米松 10~20mg，输前半小时；解热镇痛药。 首次反应，滴注速度不能超过原滴注速度的一半。如 50mg/h 发生反应，以 1mg/ml 浓度，最低每分钟 3~5 滴（10mg/h）开始，一般均可以耐受。	
过敏反应	立即停止滴注。 有严重呼吸困难，支气管痉挛和低氧血症的患者应立即使用肾上腺素、抗组胺药（例如苯海拉明）、糖皮质激素以及支气管扩张药物，吸氧。严重时加用升压药物等血管活性药物。	
再输注	预防用抗组胺药、皮质类固醇、解热镇痛药。如再次发生相同的严重不良反应，应考虑永久停药。	首次无反应，状态好者，尝试 90 分钟快速滴完。

（3）预先存在肺功能不全或肿瘤肺浸润的患者，必须进行胸部 X 线检查。

（4）再启动时机与处理：所有的症状消失和实验室检查恢复正常后才能继续滴注。

2　利妥昔单抗相关的间质性肺病（Rituximab-induced interstitial lung disease RTX-ILD）

淋巴瘤患者的 RTX-ILD 主要表现为发热、咳嗽及呼吸困难，小部分可出现呼吸衰竭。免疫化疗周期长、利妥昔单抗累积剂量高、使用盐酸阿霉素脂质体、B症状和药物过敏史等是RTX-ILD的高危因素。

参照Fleischer学会RTX-ILD诊断标准：①影像学检查提示肺部新发病变，表现为磨玻璃影，实变影，小叶间隔增厚等。②肺部病变与利妥昔单抗治疗在时间上呈正相关；③除外其他引起肺部病变的病因。对治疗过程中出现不明原因干咳、气短，血氧下降的患者，应尽早完善肺部CT检查。一旦确诊，则立刻停止RTX及其他控瘤药物，及早改用糖皮质激素。关于RTX-ILD治疗中激素的剂量和疗程尚缺乏大规模研究结果证实。临床实践中，可参考间质性肺病分级管理原则。其他如应用免疫球蛋白、抗肺纤维化药物、积极治疗基础疾病及恢复期肺功能的康复训练等。

3　乙肝病毒（HBV）再激活

定义：HBsAg阳性，符合下列任一条件者可为HBV再激活：①血清HBV-DNA由不可测变为可测或超过基线水平≥1 log10；②HBeAg阴性患者血清HBeAg转阳。③HBsAg阴性/抗-HBc阳性患者，符合下列任一条件者可定义为HBV再激活：①血清HBsAg转阳；②血清HBV-DNA由不可测变为可测。

管理建议：B细胞淋巴瘤患者应用CD20单抗，

HBV再激活率可高达70%，病死率达13%。对于计划接受免疫化疗的B细胞淋巴瘤患者，HBsAg阳性、HBsAg阴性/抗-HBc阳性，建议优选强效低耐药的核苷（酸）类抗病毒药物，如恩替卡韦或替诺福韦酯。

4 感染

CD20单抗促B细胞耗竭，与感染风险增加有关。正在接受CD20单抗治疗或结束治疗不到12个月的淋巴瘤患者，体内均不能产生抗新冠病毒抗体，且新冠病毒感染病程出现延长，即“长新冠”。而且新冠病毒重症风险高，建议尽早使用抗病毒治疗，减轻后期炎症因子风暴及继发二重感染的风险。

反复多次使用抗CD20单抗的患者，发生COVID-19相关严重事件（如重症入院、机械通气支持或死亡）的风险可增加。所以维持治疗期的淋巴瘤患者，暂缓继续CD20单抗维持治疗。最好在CD20单抗治疗结束后至少间隔6个月以上再接种疫苗。

第二节 常见小分子靶向药物不良反应管理

1 小分子靶向药物

目前我国临床上常用的小分子靶向药物包括：布

鲁顿酪氨酸激酶（Bruton's tyrosine kinase，BTK）抑制剂，组蛋白去乙酰化酶（histone deacetylase，HDAC）亚型选择性抑制剂，免疫调节剂，PI3K抑制剂，核输出蛋白（Exportin-1，XPO1）抑制剂以及B细胞淋巴瘤因子-2（B-cell lymphoma protein 2，BCL2）抑制剂等。

2 常见小分子靶向药物不良反应管理

2.1 BTK抑制剂（BTKi）

目前国内上市的BTKi有伊布替尼、泽布替尼、奥布替尼，国外上市的有阿卡替尼，均为不可逆共价结合的BTK抑制剂。一般来说，BTK抑制剂的安全性良好，不良事件多数为1~2级，且多随着治疗时间的延长而逐渐消失。常见的不良反应有血液学不良反应（中性粒细胞减少症、血小板减少症、贫血）以及非血液学不良反应（感染、出血、腹泻、乏力、皮疹等），需要关注和特殊管理的不良反应包括房颤、出血、高血压、腹泻、感染等。当出现BTKi相关不良反应时，应密切监测，三级及以上不良事件应暂停给药，请相关学科进行多学科整合诊疗（MDT to HIM）并合理处置，权衡风险及获益，必要时减量甚至终止给药。

2.2 来那度胺

来那度胺是新型控瘤免疫调节类药物，具有抑制血管生成、增强免疫效应细胞的细胞毒活性以及直接控瘤作用，最常见的不良反应为血小板减少症和中性粒细胞减少症；其他的不良反应还包括腹泻、瘙痒、皮疹、疲劳、便秘、恶心、关节痛、发热、背痛、外周性水肿、咳嗽、头昏、头痛、肌肉痛性痉挛、呼吸困难和咽炎等。严重不良反应包括：静脉血栓（深静脉血栓、肺栓塞）、血管性水肿、Stevens-Johnson综合征和中毒性表皮坏死溶解症、肿瘤溶解综合征（TLS）和燃瘤反应、肺炎等。如果出现3级不良反应，应暂停用药并给予对症治疗。待不良反应缓解至≤1级时可恢复来那度胺用药。4级非血液学不良反应，停止本品治疗。恢复用药时可采用降低一个剂量水平（5mg/d）；恢复用药时减量后剂量不应低于2.5mg/d。需要特别指出的是血栓形成风险，治疗中发生了任何血栓事件，必须停止治疗并开始标准的抗凝治疗。稳定并且血栓事件的并发症已得到控制，可按原来的剂量重新开始来那度胺治疗。在来那度胺治疗期间，患者应持续进行抗凝治疗。

2.3 林普利塞（PI3K抑制剂）

林普利塞通过抑制PI3Kδ阻断B细胞受体（BCR）信号通路，抑制肿瘤生长；同时，林普利塞还可通过下调调节性T细胞（Treg）而改变免疫微环境，治疗中主要不良反应有中性粒细胞减少症、肝毒性、皮肤反应、腹泻或结肠炎、高血糖症，严重毒性为致死性肺部感染和间质性肺病。

对感染性肺炎建议对接受林普利塞治疗的患者进行个体化肺孢子虫病预防；患者若出现咳嗽伴胸闷、憋气症状，应停止林普利塞治疗，并立即就医进行鉴别诊断，警惕间质性肺病情况，对腹泻或结肠炎需关注迟发性腹泻，该类型发生时间相对较晚，并且对止泻药或经验性抗菌治疗反应不佳，如出现对抗动力药物无效的2级腹泻及≥3级腹泻的患者应立即停用林普利塞，腹泻缓解后，根据临床判断可考虑低剂量林普利塞治疗，肝脏不良反应主要表现为转氨酶升高，一般停药后患者肝功能可迅速好转，如果肝功能损害没有迅速消退，则通常使用皮质类固醇治疗，而高血糖症则需要动态监测血糖，如配合胰岛素治疗无改善，则永久停药。

2.4 塞利尼索（XPO1抑制剂）

塞利尼索通过抑制XPO1，可促使抑癌基因蛋白和其他调节细胞生存和增殖的蛋白质在瘤细胞内积累，从而抑制肿瘤的增长和扩散。常见不良反应包括血小板减少、中性粒细胞减少、贫血、恶心/呕吐、腹泻、厌食/体重减轻、乏力、低钠血症。

针对血小板、中性粒细胞减少，建议前8周至少每周监测一次血常规。一般通过减量和短暂停药以及对症治疗能够得到缓解。恶心/呕吐建议塞利尼索给药前给予两联止吐药物，必要时考虑三联止吐。发生1~2级恶心、呕吐时无需调整塞利尼索剂量，3级需暂停用药待恢复后降低1个剂量水平重新开始治疗。发生腹泻需同时避免咖啡、酒、奶制品和非水溶性纤维素的摄入。第2次发生2级腹泻时应降低剂量，≥3级需暂停用药待恢复后降低1个剂量水平重新开始治疗。低钠血症，当血钠<130mmol/L时，根据是否有相应症状，考虑减量或暂停给药，待低钠血症缓解，可按起始剂量或降低1个剂量水平恢复给药。

2.5 维奈克拉（Venetoclax）

维奈克拉是靶向BCL2蛋白的抑制剂，可促进细胞凋亡，进而达到控瘤目的，最常见的任何级别不良反应有中性粒细胞减少症，胃肠道毒性如恶心、呕吐、腹泻、便秘，血小板减少症及出血，贫血及疲劳，肿瘤溶解综合征，外周水肿，皮疹和上呼吸道感染。需要特殊关注为肿瘤溶解综合征（TLS），高肿瘤负荷发生TLS的风险增高。推荐初始剂量为第1周单次给药20mg/d，随后每周增加剂量（依次为50mg/d，100mg/d，200mg/d，400mg/d），经5周达推荐剂量400mg/d，目的是逐步降低肿瘤负荷及TLS风险。在首次给药前，为患者提供充足的水化和抗高尿酸血症药物，并在剂量爬坡期继续使用。

第三节　常见ADC药物不良反应管理

1　概述

抗体偶联药物（antibody-drug conjugate，ADC）是一类通过特定的连接子将特异性单克隆抗体与高杀伤性的细胞毒性药物偶联起来的靶向生物制剂。目前在中国上市治疗淋巴瘤的ADC药物有2种（见表18-2）。

表18-2　中国已上市的治疗血液肿瘤的ADC药物

药物名称（英文）	靶点	适应证
维布妥昔单抗（Brentuximab vedotin）	CD30	经典型霍奇金淋巴瘤；系统性间变性大细胞淋巴瘤；CD30阳性外周T细胞淋巴瘤；原发性皮肤间变性大细胞淋巴瘤或CD30阳性蕈样肉芽肿
维泊妥珠单抗（Polatuzumab vedotin）	CD79b	弥漫大B细胞淋巴瘤

2　ADC药物相关不良反应及处理

不同ADC药物的AE种类和程度存在差异，在使用ADC药物期间应密切监测可能的不良反应，积极采取预防与治疗措施。对严重、复杂的AE，必要时可以开展多学科整合诊疗（MDT to HIM），共同制定最优方案。主要和重要不良反应处理如下。

(1) 血液学毒性

血液学毒性或骨髓抑制是ADC药物常见的不良反应，包括中性粒细胞减少症、血小板减少症和贫血。

ADC药物引起的血小板减少症多为1~2级，应根据每种ADC药物说明书进行调整。可根据血小板减少的程度以及出血的严重程度进行治疗，主要包括输注血小板、应用重组血小板生成素（rhTPO）、应用重组人白介素11（rh-IL11）和应用血小板生成素受体激动剂。

(2) 周围神经病变

ADC药物所致周围神经病变（PN）以1~2级为主，在以具有MMAE有效载荷的ADC药物中更容易发生。大部分患者PN可以完全或部分恢复，一部分患者PN症状会持续存在。需要根据分级进行药物调整。

(3) 输液反应

输液反应（infusion reaction，IRR）是ADC药物治疗患者的常见不良反应。IRR常为一过性，可以预先使用皮质类固醇激素、对乙酰氨基酚和（或）苯海拉明进行预防。对发生IRR的患者，应立即中断输注，并给予类固醇激素或抗组胺药对症治疗，经对症处理后，如症状全部缓解，可继续完成输注；对发生严重输液反应的患者，建议永久停药。

（4）肝脏不良反应

ADC药物的肝毒性常无特异临床表现，中度和重度肝损害患者发生≥3级不良反应和死亡的频率高于肝功能正常的患者，不宜使用ADC药物治疗。

使用ADC药物期间，应在治疗开始前和治疗期间每4~6周评估并监测患者肝功能指标，一旦发生严重的肝功能异常，应及时给予对症及保肝治疗，并对ADC用药方案及剂量进行调整。需要特殊关注的是奥加伊妥珠单抗（Inotuzumab ozogamicin，Ino）的肝脏不良反应黑框警告：严重或致死性静脉闭塞性疾病（veno-occlusive disease，VOD），如果发生VOD需要永久停止治疗。

（5）其他

其他不良反应包括呼吸系统不良反应、胃肠道不良反应、皮肤及皮下组织不良反应、感染和机会性感染、心血管不良反应、骨骼肌肉相关不良反应、全身性疾病（如发热、乏力、体重下降）及代谢营养性疾病等，每种ADC药物不尽相同，发生率也有差异，当出现可疑药物不良反应时需分析病情，判定是否与药物相关。

高肿瘤负荷和快速增殖性肿瘤患者使用ADC药物发生肿瘤溶解综合征（tumor lysis syndrome，TLS）的风险可能增加。在开始接受治疗前，应提前做好水化碱化预防TLS发生；治疗期间，应密切监测患者是否出现TLS。

3 ADC药物剂量调整和特殊人群使用

不同ADC药物说明书针对特殊关注的AE规定了剂量调整方案，也针对特殊人群是否需要剂量调整做了说明。对常见不良反应，通用的调整策略为：①1~2级，一般无须特殊处理，可以维持原推荐剂量给药，保持临床监测；②3级需暂停给药直至恢复至≤1级，之后按原剂量，或降低1个剂量水平继续治疗；③4级需暂停给药直至恢复至≤1级，之后降低1个剂量水平继续治疗；若3周内仍不恢复，应考虑终止治疗。以上为当前已批准ADC药物剂量调整的大致原则，临床实践中请务必遵照各个药物最新版本说明书进行剂量调整。

第四节 CAR-T细胞治疗不良反应管理

1 CAR-T细胞治疗不良反应管理

CAR-T治疗相关的不良事件可能累及神经、心血管、血液及淋巴、肌肉及运动、呼吸、胃肠、代谢、免疫等全身各个系统。应根据患者病史、器官功能及检查结果，对准备接受CAR-T治疗的淋巴瘤患者进行风险评估，预判可能发生严重毒副反应的可能性。高危因素包括：ECOG≥3分；年龄≥70岁；高肿瘤负荷；巨块型病灶；病灶临近胃肠、胆管等重要空腔脏器；浆膜腔受累或存在中大量浆膜腔积液；活动性乙肝；重要脏器淋巴瘤受累；存在肿瘤相关性发热等。CAR-T细胞回输后，患者至少住院观察14天。

2 CRS全程管理

细胞因子释放综合征（Cytokine release syndrome，CRS）是由免疫治疗引起的内源性或输注的T细胞以及体内其他免疫细胞激活所产生的一种超生理反应。CRS的特征是与CAR-T细胞扩增相关的全身性免疫激活以及由此导致的血清炎性标记物和细胞因子的升高，细胞因子谱以IL-6，TNF-α，IFN-γ为主。CAR-T细胞治疗相关CRS在淋巴瘤中发生率为30%~95%，严重CRS（≥G3）发生率为10%~30%。CRS中位至发作时间2天（范围1~12天），中位持续约7天。

按发生时间CRS可分为：急性CRS（CAR-T细胞回输后1~3周）、迟发性CRS（CAR-T细胞回输4~6周）及慢性CRS（CAR-T细胞回输6周后）。其中，急性CRS是CRS以及严重CRS发生几率最高的时间段，也是处置的关键时期。CRS可累及全身多个系统，其症状呈进行性发展，起病时常有发热，可能合并低血压、低氧血症和终末器官功能异常等。

2.1 CRS分级标准

常用的CRS分级系统包括Lee等修订的2014改良分级系统和美国移植和细胞治疗学会（ASTCT）分级系统。

表18-3 CRS 2014改良分级系统

级别	症状
1	症状不危及生命，只需对症治疗（如发热，恶心，疲倦，头痛，肌痛，不适）
2	症状需中度干预，且中度干预有效；需吸氧<40%，或低血压对补液或用一种低剂量血管加压药有效，或2级器官毒性
3	症状需强干预，且强干预有效；需吸氧>40%，或低血压需使用高剂量或多种血管加压药，或3级器官毒性或4级转氨酶升高
4	危及生命的症状，需呼吸机支持，或4级器官毒性（不包括转氨酶升高）
5	死亡

表18-4 美国移植和细胞治疗学会（ASTCT）细胞因子释放综合征分级标准

参数	1级	2级	3级	4级
发热	体温≥38℃	体温≥38℃	体温≥38℃	体温≥38℃
同时合并				
低血压	无	有，无需升压药物治疗	存在，一种升压药物可以维持血压	存在，需要多种升压药物维持血压
合并（或）				

续表

参数	1级	2级	3级	4级
低氧血症	无	有，需要低氧流量鼻导管吸氧*治疗	有，需要高氧流量的鼻导管*或面罩吸氧，或非回吸面罩，或文丘里面罩#吸氧治疗	有，正压通气辅助呼吸（无创机械通气，或气管插管机械通气）

注：*低氧流量氧流量≤6L/min；高氧流量氧流量>6L/min；#文丘里面罩：是根据文丘里原理制成，即氧气经狭窄的孔道进入面罩时在喷射气流的周围产生负压，携带一定量的空气从开放的边缘流入面罩，面罩边缝的大小改变空气与氧的比率。

2.2 CRS分级处理策略

CAR-T治疗的CRS管理目标是预防发生危及生命的情况，同时尽量保留控瘤效应。CRS的临床处置包括监护和治疗两方面，根据CRS的严重程度采取不同强度的监护模式和治疗策略（表18-3）。在治疗前、治疗中及治疗后对受试者CRS症状和体征进行密切监测，并积极进行实验室检查，以排除其他引起全身性炎症反应的原因，特别是感染。对症支持治疗应贯穿于各个级别CRS的处置，包括物理降温或配合非甾体药物退热，快速补液或使用血管活性药物维持血压，吸氧以改善低氧血症，保持电解质平衡等。治疗措施实施后观察12~24小时，CRS症状无改善或加重，应升级至下一级处置。高危病例治疗后观察12小时，

CRS症状无改善或加重，应升级至下一级处置。对严重或危及生命的CRS，需考虑重症监护支持治疗。

表18-5 淋巴瘤CAR-T细胞治疗相关CRS的常规分级处置策略

	1级	2级	3级	4级
支持治疗	密切监测生命体征和神经系统状态	根据指征进行持续心电监护和血氧饱和度监测	在监护病房或重症监护室进行管理	在监护病房或重症监护室进行管理；可能需要机械通气或肾脏替代治疗
细胞因子抗体的使用	发热>3d，托珠8mg/kg（≤800mg/次）	托珠8mg/kg（≤800mg/次），若无改善，每8小时重复一次，24小时内最多3剂，总共最多4剂	托珠按G2给药	托珠按G2给药
糖皮质激素的使用	不推荐	1~2剂托珠后无改善，地米10mg，q12~24h	地米10mg，q6h	大剂量甲强龙 100mg，qd，3d
血浆置换	不推荐	不推荐	治疗无效时可考虑	可考虑

3 ICANS全程管理

免疫效应细胞相关神经毒性综合征（immune effector cell-associated neurotoxicity syndrome，ICANS）是指包括CAR-T细胞在内的免疫治疗后，患者内源性或外源性T细胞和（或）其他免疫效应细胞激活或参与而引起的一系列神经系统异常的临床表现。目前已上市的针对CD19、BCMA CAR-T细胞产品治疗相关ICANS发生率差异较大，约28%~87%。ICANS症状或体征为进行性发展，包括表达性失语、意识水平变化、认知功能受损、运动减弱、癫痫和脑水肿等。ICANS的症状和体征常在CAR-T细胞输注后第3~6天出现，第7~8天达到高峰，后随着时间推移而逐渐改善，持续2~3周症状消失。

3.1 ICANS评估指标和分级

在CAR-T回输前，对既往有中枢神经系统疾病病史，或肿瘤累及中枢的患者，需要接受全面的神经系统评估。密切监测患者血常规、生化、凝血功能、铁蛋白、细胞因子等指标。可行腰椎穿刺和脑脊液检查、头颅CT或MRI、脑电图动态监测等检查进一步辅助诊断，并排除颅内感染、颅内出血、原发病中枢累及等可能原因。

评判ICANS的常用国际评分量表包括通用不良事件术语标准5.0（CTCAE 5.0）、CARTOX-10神经系统评分体系（表18-6）和对CARTOX改良后的免疫效应细胞相关脑病（ICE）评分表。ICANS分级需要整合ICE评分及神经系统症状和体征进行评判（表18-7）。接受CAR-T细胞回输的所有患者，应运用量表每天进行神经系统评估。

表 18-6　CARTOX-10 神经系统评分体系

CARTOX-10神经系统评分体系		
定向定位描述测试	描述当前时间（年、月），所在城市、所在医院、目前国家领导人	满分记5分
命名测试	指出身边3样物体名称（例如：手表、钢笔、纽扣等）	满分记3分
书写测试	写出一个正确的句子（例如：中国国旗是五星红旗）	满分记1分
专注度测试	从100例数至10（100，90，80…20，10）	满分记1分

注：根据回答问题的正确与否计分，答对一项记1分，累计后得出总分。

表 18-7　美国移植和细胞治疗学会免疫效应细胞相关神经毒性综合征分级标准

参数	1级	2级	3级	4级
CARTOX评分和/或ICE评分	CAR-TOX评分7~9分和/或ICE评分7~9分	CARTOX评分3~6分和/或ICE评分3~6分	CARTOX评分0~2分和/或ICE评分0~2分	CARTOX评分无法评估和/或ICE评分0分
意识水平	患者可自主苏醒	患者通过声音可唤醒	患者通过刺激可唤醒	需要强烈或重复的触觉刺激来唤醒或昏迷
癫痫	无	无	可控住的癫痫发作；或脑电图发现非惊厥性癫痫，经过干预可缓解	危及生命不可控的癫痫发作；或间期反复发生临床或电生理发作

续表

参数	1级	2级	3级	4级
运动障碍	无	无	无	深部局部运动减弱如偏瘫或下肢轻瘫
颅内压升高/脑水肿	无	无	神经影像学检查发现局灶性水肿	影像学上弥漫性水肿；去脑或去皮质姿势；颅神经Ⅵ麻痹；视神经乳头水肿；库欣三联征

4 其他不良反应

CAR-T相关的其他不良反应包括骨髓抑制、感染、病毒再激活、B细胞缺乏症/低丙种球蛋白血症、肿瘤溶解综合征、凝血功能异常、过敏反应等。

骨髓抑制是CAR-T细胞治疗后最常见的不良反应之一，其中3级及以上中性粒细胞减少发生率为60%~96%，贫血发生率为20%~70%，血小板减少发生率为30%~63%。CAR-T治疗期间应持续关注患者血细胞计数，必要时给予造血刺激因子，或输注浓缩红细胞和血小板等血液制品。

接受CAR-T细胞治疗后1~2年内，各种感染发生率约为55%，其中≥3级的严重感染约为33%。其中，CAR-T治疗后1个月内感染最为突出，发生率高达40%，大部分为细菌感染。CAR-HEMATOTOX等综合模型可以帮助预测CAR-T后感染并发症和生存风险，联合血清降钙素原可以帮助识别重度感染患者。推荐从预处理化疗开始口服伐昔洛韦或阿昔洛韦以预防病毒感染，并从预处理化疗或回输前1周开始口服复方磺胺甲恶唑预防耶氏肺孢子菌肺炎，直至CAR-T后1年或CD4计数超过0.2×10^9/L。粒细胞缺乏期建议口服氟康唑进行预防性抗真菌治疗；对真菌感染高危人群，包括有造血干细胞移植史、侵袭性真菌感染史或正在使用糖皮质激素等免疫抑制剂的患者，推荐应用泊沙康唑、氟康唑和伏立康唑。根据白细胞或粒细胞减少的分级，给予经验性抗革兰阴性菌、革兰阳性菌、真菌以及病毒的预防和治疗。治疗期间，应定期进行CMV和EBV等血清学指标的检测，加强患者护理，注意口腔、消化道和泌尿生殖道清洁。

清除CD19阳性B细胞可能会导致乙型肝炎病毒（HBV）再激活，治疗前应常规筛查HBV血清学标志物和肝功能，有乙型肝炎病史的患者通过定量聚合酶链反应（PCR）和（或）核酸检测病毒载量。对HBV慢性感染者和HBV-DNA阳性的乙型肝炎患者，应接受抗病毒治疗（如核苷类似物），对HBV-DNA阴性的乙型肝炎康复者，可预防性使用抗病毒药物，并在治疗过程中严密监测HBV-DNA拷贝数及肝功能情况。

由于正常B淋巴细胞表达CD19，CAR-T细胞会清除正常B淋巴细胞，导致B淋巴细胞缺失，从而发生免疫球蛋白下降。持续的B淋巴细胞减少和免疫球蛋白下降会导致感染增加。可考虑输注免疫球蛋白替代治疗，输注频次为：CAR-T回输后1次/月，直至B细胞恢复至正常或CAR-T回输满6个月，高危人群（血IgG≤400mg/dl；严重感染、持续感染或反复感染者）持续1次/月，直至高危因素解除。

针对肿瘤负荷大的患者或肿瘤增殖活性高者，建议预处理前24小时开始水化、碱化，预防性口服别嘌醇片，保持尿液pH值7~7.5，必要时使用利尿剂，保证尿量>3000ml/d。治疗期间监测患者肾功能、电解质，及时处理高磷血症、低钙血症、高钾血症，严重肾功能不全伴电解质紊乱无法纠正时，尽早进行血液透析。

第五节　常见双特异抗体药物不良反应管理

双特异性抗体药物是通过人为构建具有两个不同抗原结合位点的分子，使效应细胞和靶细胞连接，并激活效应细胞，从而形成有效杀伤。目前FDA批准的双特异性抗体主要针对CD19和CD20靶点，包括格菲妥单抗（Glofitamab）、莫妥珠单抗（Mosunetuzumab）、艾可瑞妥单抗（Epcoritamab）和贝林妥欧单抗（Blinatumomab）等，成为治疗淋巴瘤的新型靶向药物。双抗药物安全性可控，最常见不良反应为细胞因子释放综合征（CRS），其他不良反应包括神经毒性、燃瘤反应、中性粒细胞减少症、肿瘤溶解综合征（TLS）、感染、皮疹、疲劳、低磷血症、贫血等，大多数可通过标准治疗控制（表18-8）。

1 CRS的分级和管理

参照CAR-T章节CRS处理原则。

2 神经毒性识别、评估和管理

参照CAR-T章节ICANS处理原则。

3 燃瘤反应

燃瘤反应在双抗应用过程中发生率低，主要发生在第一剂双抗应用后，可与CRS伴随，主要表现为病变部位体积的突然增大，伴红肿、发热和疼痛。燃瘤反应可能会对重要解剖部位如气道、心脏、大血管、胃肠道等主要器官产生占位效应，需密切观察并及时处理（糖皮质激素治疗效果迅速）。

4 中性粒细胞减少

治疗相关中性粒细胞减少常发生在首次用药后1月左右，其中多数为3~4级。用药期间全程监测血常规变化，及时应用粒细胞集落刺激因子治疗，中性粒细胞计数小于0.5×10^9/L时暂停药物应用，直至不良事件缓解。应预测该类患者发生感染的风险，并对任何伴发的感染进行评价和治疗。

5 严重感染

在双抗治疗前和治疗中需监测患者感染的症状和体征，并及时进行抗感染治疗，活动性感染的患者需暂停用药。治疗相关最常见的严重感染包括脓毒症、COVID-19、尿路感染、肺炎、上呼吸道感染。此外，可在启动双抗治疗时开始卡氏肺孢子菌肺炎（PJP）、疱疹病毒的预防，并在结束治疗后半年停止。如有乙肝的潜伏感染，需进行抗病毒预防。定期监测免疫球蛋白水平，对反复感染患者可静注补充免疫球蛋白。

6 肿瘤溶解综合征

循环肿瘤细胞（≥25000/mm^3）数目增加或高肿瘤负荷，为TLS发生的危险因素。对有以下危险因素的患者，应考虑TLS预防：病理组织学亚型DLBCL；自发性TLS；白细胞升高；骨髓受累；基线存在高尿酸血症；别嘌醇无效/不耐受；肾脏疾病或肿瘤累及肾脏；小分子抑制剂治疗后疾病进展（CLL/SLL）；大肿块（病灶直径≥10cm）。评估TLS风险，并在第1~

2周期给药前充分水化、碱化尿液，并监测血尿酸、电解质、肌酐等，及时调整药物治疗。

表18-8 CD3/CD20双抗的常见不良反应

治疗相关AE（≥10%）	莫妥珠单抗		艾可瑞妥单抗		格菲妥单抗	
	1–4级（%）	≥3级（%）	1–4级（%）	≥3级（%）	1–4级（%）	≥3级（%）
CRS	44	2	49.7	2.5	63	3.9
发热	29	1	23.6	0	18.2	0
腹痛	10	1	23	1.9	N/A	N/A
疲劳	37	0	22.9	1.9	11.7	0.6
中性粒细胞减少	28	26	21.7	14.6	37.7	26.6
腹泻	17	0	20.4	0	N/A	N/A
恶心	17	0	19.7	1.3	11.7	0
注射部位反应	N/A	N/A	19.7	0	N/A	N/A
贫血	14	8	17.8	10.2	30.5	6.5
皮疹	15	1	15.0	0.6	N/A	N/A
血小板减少	6	0	13.4	5.7	24.7	7.7
头痛	31	1	13.4	0.6	N/A	N/A
便秘	18	0	12.7	0	13.6	0
骨骼肌肉痛	10	1	10.2	0.6	10.4	1.3
呕吐	17	0	12.1	0.6	N/A	N/A
水肿	11	0	10.8	0	N/A	N/A
心律失常	N/A	N/A	10.8	0.6	N/A	N/A
特别关注AE						

续表

治疗相关AE（≥10%）	莫妥珠单抗		艾可瑞妥单抗		格菲妥单抗	
CRS	44	2	49.7	2.5	63	21
ICANS	5	0	6.4	0.6	8	3
TLS	1	1	1.3	1.3	1	1
感染	20	14	45.2	14.6	38	12.2
临床试验注册号	NCT02500407		NCT03625037		NCT03075696	

第六节　淋巴瘤的整合康复与护理

整合全程康复与护理旨在帮助患者获得最大的身体、社会、心理和职业功能支持，从诊断开始贯穿诊疗全程，乃至数年的随访期，涵盖运动、营养、心理、躯体功能的恢复等。

1　康复

1.1　精神心理康复

淋巴瘤作为一类复杂的恶性肿瘤，不仅给患者带来身体上的痛苦，更常伴随着深重的精神心理压力。面对疾病的威胁和治疗的挑战，许多淋巴瘤患者会产生焦虑、抑郁、恐惧等负面情绪，这些情绪如果得不到及时有效的干预和治疗，将严重影响患者的治疗效果和生活质量。

淋巴瘤患者的心理状况是一个动态变化的过程，因此，在治疗过程中，需要定期进行心理评估，了解患者的心理状态和情绪变化。评估工具包括焦虑自评量表、抑郁自评量表等，以便及时发现患者的心理问题，为后续的干预提供依据。同时，医护人员也应在日常诊疗过程中密切观察患者的情绪变化，及时发现并处理患者的心理问题。

从诊断开始贯穿诊疗全程的整合康复诊治中，心理调适至关重要，通过心理咨询、放松训练、冥想等方式，特别是音乐治疗，均可减轻治疗中患者恶心呕吐、焦虑水平，还可对恢复期情绪、疼痛和生活质量产生积极的影响，良好的心理状态有助于提高患者免疫力和抵抗力，促进身心康健。可参考《中国肿瘤整合诊治技术指南-心理疗法》和《中国肿瘤整合诊治技术指南-音乐干预》。积极参加病友等组织活动，增强重新融入社会的能力。

1.2 营养康复

患者诊治过程中，由于恶心、呕吐及摄食减少等原因容易出现营养失衡，特别是晚期和大剂量化疗、自体造血干细胞移植和CAR-T等期间，还会出现营养不良。通过营养筛查和评估，为处于不同治疗阶段的患者制定及时、恰当的个体化整合营养治疗方案，可显著改善患者营养状况、预防营养失衡相关并发症，降低相关不良反应风险，提高耐受性、疗效及生活质量。

整合营养治疗的原则要遵循“五阶梯营养治疗原则”，首选营养教育和膳食营养治疗，最常用的是口服营养补充（oral nutritional supplement，ONS），最实用的是部分肠内营养（partial enteral nutrition，PEN）加部分肠外营养（partial parenteral nutrition，PPN），全肠外营养是最后的选择，当下一阶梯不能满足60%目标能量需求3~5天时，应该选择上一阶梯。可参考肿瘤与营养相关指南。

在准备化疗之前，饮食原则为高热量、高蛋白、高维生素、适量纤维素，建议选择鱼、肉、蛋、豆类、新鲜蔬菜和水果等。治疗过程中，一般都有恶心、呕吐的反应，宜进食清淡一些的饮食，可多食半流质、流质、特殊医学用途配方食品（肠内营养剂）以及清淡、易消化的食物。避免油腻的食物和难消化的食物。还要根据患者的食欲和治疗反应调整饮食的内容、数量、餐次和时间，使用化疗药物当天，将早餐提前、晚餐推后，拉开反应时间，可避免或减轻发生恶心、呕吐等消化道反应。注重补充特殊营养剂，如谷氨酰胺改善诱导治疗阶段的全身营养状态，提高免疫功能，降低强化治疗阶段药物如大剂量甲氨蝶呤相关口腔黏膜炎的发生风险。ω-3多不饱和脂肪酸和牛初乳及大豆饮食等可减轻诱导治疗阶段口腔黏膜炎的严重程度。大豆坚果饮食可改善机体营养状态、纠正贫血，减轻疲劳。

1.3 运动康复

整合运动康复是结合患者不同疾病阶段和身体状态，考虑个体化因素和需求，以及外部环境，运动帮助患者延长生存期和改善生活质量。其基本原则是因人而异、循序渐进和持之以恒。可参考相关指南。

治疗期间和骨髓抑制期以休息为主，推迟有氧运动。以促进和维持体能以及健康为目标的运动方案一般须包含有氧运动、抗阻运动、柔韧性运动和神经肌肉功能训练。根据患者自身身体状况选择合适的运动方式，适于大多数患者的普适性运动方案为：推荐癌症患者每周进行3~5次中等强度有氧运动，每次维持运动时长≥30min。对身体状态较差的患者，低强度有氧运动也可改善癌症相关性疲乏、抑郁症、焦虑症，可从低强度开始，如散步、太极拳、瑜伽等，循序渐进地调整至适宜有氧运动强度。建议患者与家属共同参与，加入病友等组织，增强重新融入社会的能力。

2 护理

护理是淋巴瘤临床诊疗工作重要组成部分，主要包含以下内容：

2.1 整体评估

评估使用药物的性质及副作用；评估血管及静脉通路情况，建议化疗期间选择中心静脉置管；评估患者心理状况、应对能力、社会支持系统及患者和家属对疾病的认知程度。

2.2 整合护理

病情观察：密切观察用药反应或放疗不良反应，并予对症处理；皮肤护理：观察有无皮疹、皮肤瘙痒及破溃，指导患者保持皮肤清洁干燥，修剪指甲，避免抓挠。放疗期间穿柔软宽大衣物，照射野内忌用碱性肥皂清洗和粗糙毛巾擦洗。局部不粘贴胶布、涂抹酒精及刺激性药膏，遵医嘱使用皮肤保护剂。

2.3 常见并发症处理

肿瘤溶解综合征护理：观察有无恶心呕吐、胸闷喘憋、尿量减少、水肿、手足抽搐等症状，并遵医嘱予水化及碱化等治疗，监测肾功能及水电解质等情况。

上腔静脉综合征护理：监测生命体征，观察患者有无呼吸困难、发绀及咳嗽咳痰、意识及瞳孔变化，以及上肢、面颈部、胸腹部肿胀和静脉扩张消退情况。指导患者半卧位或坐位，痰液不易咳出可予雾化吸入，氧气吸入。禁止在上肢静脉、颈外静脉及锁骨下静脉穿刺输液，输注过程中，注意控制滴速。

出血护理：观察有无出血征象：血压下降、脉搏增快且细滑、面色苍白、皮肤湿冷等休克症状；观察静脉充盈程度及尿量的变化，观察皮肤黏膜、末梢循环、甲床颜色、肢体温度等失血性周围循环衰竭症状；监测生命体征、实验室检查结果，及时报告医师并做好抢救准备。

2.4 饮食护理

鼓励患者进食高热量、高蛋白、高维生素饮食，禁辛辣、刺激性食物及腌制品等，放化疗期间进食清淡、易消化食物，食谱多样化，加强营养，避免进食油腻、生冷和容易产气的食物，必要时行肠内或肠外营养支持。

2.5 心理护理

运用医学知识和心理治疗方式帮助患者疏导不良情绪，树立战胜疾病信心，建立良好的家庭支持系统。

2.6 生活指导

建议患者养成良好的生活习惯，根据其身体状况进行可以耐受的活动。保证充分休息、睡眠，适当参与室外锻炼，如散步、打太极拳、体操、慢跑等，以提高机体免疫力。指导患者学会自我观察，定期治疗与复诊。

第七节　中医药在淋巴瘤治疗中的应用

淋巴瘤在中医古籍中可归属为“恶核”“痰核”“瘰疬”等范畴。本病由虚、痰、瘀与癌毒凝结，日久而成，基本病机为脏腑虚损，痰瘀毒结，凝聚成核，其中以“痰”为根本病理因素。

1　治疗原则

中医药治疗淋巴瘤贯穿于疾病病程的各个阶段，淋巴瘤发病早期主要以痰凝结滞为主，故治疗应当以化痰散结为要；发病中后期易出现气血亏虚、阴虚痰结的特征，治疗应以益气补血、滋阴化痰为主，兼以清热解毒。

2　辨证分型

（1）寒痰凝滞证：项颈、耳下、腋下等处肿核，不痛不痒，皮色如常，坚硬如石，兼见面色少华，形寒肢冷，神疲乏力，呕恶纳呆。舌淡，苔薄白，脉沉紧。

治法：散寒解毒，化痰散结。

方药：阳和汤加减。

（2）气滞痰凝证：项颈、耳下、腋下等处肿核，可有皮下硬结，兼见胸闷不舒，胁肋胀痛，烦躁易怒，食欲不振。舌红，舌苔白，脉弦。

治法：疏肝行气，化痰散结。

方药：四海舒郁丸加减。

（3）阴虚痰结证：肿核或胁下痞块，或伴瘙痒，兼见形体消瘦，潮热汗出，五心烦热，口干咽燥，舌质红少津，苔少或无苔，脉细数。

治法：滋补肝肾，化痰散结。

方药：贝母瓜蒌散加减。

（4）痰瘀互结证：局部肿块刺痛，兼见肢体麻木，口唇青紫，形体消瘦，腹大如鼓。舌紫暗，有瘀点或瘀斑，脉弦涩。

治法：活血祛瘀，化痰散结。

方药：小金丹加减。

（5）正虚邪恋证：多处肿核已消，质硬不甚，不痛不痒。面色无华，倦怠自汗，心悸气短，头目眩晕。舌胖大，舌苔薄白，脉细弱。

治法：扶正托毒，调和营卫。

方药：人参养荣汤加减。

3 减轻治疗相关不良反应

（1）乏力

内服：以气血亏虚证为主，选用拯阴理劳汤加减。

外治：针灸气海、关元、三阴交、足三里等穴位。

（2）感染

内服：以肺肾两虚证为主，选用补肺汤合都气丸加减。

外治：常选用延胡索、白芥子贴敷于膻中、大椎等穴位。

（3）胃肠道反应

内服：胃气不降证选用旋覆代赭汤；脾胃不和证选用香砂六君子汤；中焦虚寒证选用理中汤；肝气郁滞证选用柴平汤。

外治：针刺双侧足三里、公孙、内关等穴位。

（4）骨髓抑制

内服：以气血亏虚证为主，选用当归补血汤加味。

外治：常选用黄芪、补骨脂、黄精等贴敷气海、关元、足三里等穴位。

（5）周围神经病变

内服：气虚血瘀证选用黄芪桂枝五物汤，寒湿阻滞证选用薏苡仁汤。

外治：常选用桂枝、红花、当归等中药泡洗以温经通络、活血化瘀。

（6）淋巴回流障碍

内服：以气虚血瘀证为主，选用补阳还五汤加减。

外治：针刺外关、曲池、足三里、肩髃等。

附录

表 19-1 淋巴瘤 Ann Arbor-Cotswolds 分期

Ⅰ期	Ⅰ期：单个淋巴结区受累
	$Ⅰ_E$期：单个淋巴外器官或部位局部受侵
Ⅱ期	Ⅱ期：累及横膈同侧两个或两个以上的淋巴结区
	$Ⅱ_E$期：局部累及单个相关淋巴外器官或部位及其区域淋巴结，伴或不伴同侧横膈其他淋巴区受累
Ⅲ期	Ⅲ期：横膈两侧均有淋巴结区受累
	$Ⅲ_E$期：同时伴相关淋巴外器官或部位局部受侵
	$Ⅲ_S$期：伴脾脏受累
	$Ⅲ_{S+E}$期：同时伴相关淋巴外器官或部位局部受侵及脾脏受累
Ⅳ期	扩散性（多部位）一处或多处淋巴外器官受累，伴或不伴相关淋巴受累，或孤立淋巴外器官受累伴远处淋巴受累（非淋巴结区）

注：E：结外病变；S：脾脏病变；H：肝脏病变；M：骨髓病变。病变部位可用下标记录于分期之后（如ⅡE）。

表 19-2 2014 版淋巴瘤 Lugano 分期系统

分期	侵犯范围
局限期	
Ⅰ期	仅侵及单一淋巴结区域（Ⅰ期），或侵及单一结外器官不伴有淋巴结受累（ⅠE期）
Ⅱ期	侵及横膈一侧≥2个淋巴结区域（Ⅱ期），可伴有同侧淋巴结引流区域的局限性结外器官受累（ⅡE期）
Ⅱ期伴大包块	包块最大直径≥7.5cm

续表

分期	侵犯范围
进展期	
Ⅲ期	侵及横膈肌上下淋巴结区域，或横膈以上淋巴结区受侵伴脾脏受侵（ⅢS期）
Ⅳ期	侵及淋巴结引流区域外的结外器官

注：E：结外病变；S：脾脏病变。

表 19–3　国际预后指数（International Prognostic Index，IPI）

项目	0分	1分
年龄（岁）	≤60	>60
ECOG PS评分	0或1	>1
临床分期	Ⅰ–Ⅱ	Ⅲ–Ⅳ
结外受侵部位数目	<2	≥2
LDH	正常	升高

注：0~1分为低危组，2分中低危组，3分为中高危组，4~5分为高危组。

表 19–4　IPI和aaIPI模型的危险因素及分值

预后模型	危险因素	分值（分）
IPI	年龄>60岁	1
	晚期疾病（Ⅲ–Ⅳ期）	1
	结外侵犯>1个部位	1
	乳酸脱氢酶水平>正常值	1
	ECOG PS≥2分	1
aaIPI	晚期疾病（Ⅲ–Ⅳ期）	1
	乳酸脱氢酶水平>正常值	1
	ECOG PS≥2分	1

表 19-5　基于 IPI 和 aaIPI 的危险程度分层

危险分层	IPI 评分（分）a	aaIPI 评分（分）b
低危组	0~1	0
低中危组	2	1
中高危组	3	2
高危组	4~5	3

注：a 适用于所有弥漫大 B 细胞淋巴瘤患者；b 适用于≤60 岁弥漫大 B 细胞淋巴瘤患者。

表 19-6　R-IPI 的危险因素和分值

危险因素	分值（分）
年龄>60 岁	1
晚期疾病（Ⅲ-Ⅳ期）	1
结外侵犯>1 个部位	1
乳酸脱氢酶水平>正常值	1
ECOG PS≥2 分	1

表 19-7　NCCN-IPI 的危险因素和分值

危险因素	分值（分）
年龄	
>40 岁且≤60 岁	1
>60 岁且≤75 岁	2
>75 岁	3
乳酸脱氢酶水平	
>正常值 1 倍且≤正常值 3 倍	1
>正常值 3 倍	2
Ann Arbor 分期Ⅲ-Ⅳ期	1
结外受累[a]	1
ECOG PS≥2 分	1

注：a 结外受累部位包括骨髓、中枢神经系统、肝脏、胃肠道或肺。

表 19-8　IELSG 预后指数

危险因素	得分	积分	危险分层
年龄>60 岁	1	0~1	低危
LDH 升高	1	2~3	中危
ECOG≥2	1	4~5	高危
脑脊液蛋白升高	1		
颅内深部病变*	1		

注：*深部病变：侧脑室旁、基底核、脑干、小脑等。

表 19-9　Memorial Sloan-Kettering Cancer Center 预后模型

危险因素	危险分层
年龄≤50 岁	低危
年龄>50 岁+KPS 评分≥70 分	中危
年龄>50 岁+KPS 评分<70 分	高危

表 19-10　FLIPI-1 和 FLIPI-2 评分体系

参数	FLIPI-1	FLIPI-2	得分
淋巴结受累部位数量	>4 处	–	1
淋巴结最大直径	–	>6cm	1
年龄	≥60 岁	≥60 岁	1
血清标记物	LDH>正常值	β_2>正常值	1
分期	Ⅲ~Ⅳ	–	1
骨髓累及	–	是	1
血红蛋白	<120g/L	<120g/L	1

表 19-11 简易套细胞淋巴瘤国际预后评分系统（s-MIPI）

评分（分）	年龄（岁）	ECOG	LDH 值/正常值	WBC（10^9/L）
0	<50	0~1	<0.67	<6.700
1	50~59	-	0.67~0.99	6.700~9.999
2	60~69	2~4	1.00~1.49	10.000~14.999
3	≥70	-	≥1.50	≥15.000

表 19-12 MIPI 联合 Ki-67 评估套细胞淋巴瘤患者预后分组（MIPI-C）

MIPI-c 预后	MIPI 预后	Ki-67 指数	中位 OS（European MCL Younger and Elderly cohorts）	中位 OS（GLSG1996/GLSG2000113m cohorts）
低危组	低危组	<30%	NR	113m
低中危组	低危组	≥30%	NR	59m
	中危组	<30%		
高中危组	中危组	≥30%	52m	38m
	高危组	<30%		
高危组	高危组	≥30%	18m	22m

表 19-13 PINK 及 PINK-E 模型

PINK 危险因素	预后分组	PINK-E 危险因素	预后分组
年龄>60 岁	低危组 0 分	年龄>60 岁	低危组 0-1 分
Ⅲ或Ⅳ期	中危组 1 分	Ⅲ或Ⅳ期	中危组 2 分
远处淋巴结侵犯	高危组≥2 分	远处淋巴结侵犯	高危组≥3 分

续表

PINK 危险因素	预后分组	PINK-E 危险因素	预后分组
非鼻型		非鼻型	
		血浆 EBV-DNA+	

注：以上每个危险因素记1分。分期为Ann Arbor分期。

表 19-14　列线图修正风险指数（NRI）

危险因素	风险指数	预后分组
年龄>60岁	1	0=低危
Ⅱ期（vs. Ⅰ期）（Ann Arbor 分期）	1	1=中低危
Ⅲ或Ⅳ期（vs. Ⅰ期）	2	2=中高危
ECOG 评分≥2	1	3=高危
LDH 增高	1	≥4=极高危
PTI	1	

注：PTI为局部超腔侵犯，指肿瘤超出原发部位，侵犯邻近的结构或组织。

表 19-15　早期调整的 NRI

危险因素	风险指数	预后分组
年龄>60岁	1	0=低危
Ⅱ期（vs. Ⅰ期）（Ann Arbor 分期）	1	1=中低危
ECOG 评分≥2	1	2=中高危
LDH 增高	1	≥3=高危
PTI	1	

表 19-16　成人伯基特淋巴瘤国际预后指数（BL-IPI）

风险因素
CNS受累 LDH>3倍正常上限 ECOG评分≥2 年龄≥40岁
风险分层
低危组：无风险因素
中危组：伴有1个风险因素
高危组：≥2个风险因素

表 19-17　Lugano 2014 淋巴瘤治疗效果评价标准

疗效	病灶区域	PET/CT 评价	CT 评价
完全缓解	淋巴结及结外受累部位	完全的代谢缓解[a]	完全的影像学缓解
		5PS 评分（1 分、2 分、3 分[b]）伴或不伴有残存肿块影	淋巴结靶病灶长径≤1.5cm，结外病灶消失
	不可测量病灶	不适用	消失
	器官增大	不适用	退至正常
	新病灶	无	无
	骨髓	无 FDG 代谢增高病变	形态学正常；若形态学不能确定，需免疫组化确认阴性

续表

疗效	病灶区域	PET/CT 评价	CT 评价
部分缓解	淋巴结及结外受累部位	部分代谢缓解	部分缓解，包括以下条件：
		5PS 评分为 4~5 分，与基线相比摄取降低，影像残余病灶可为任意大小；中期评效时，上述情况提示治疗有效，治疗结束时评效，提示可能病变残存	最多 6 个淋巴结和结外病灶垂直直径乘积之和降低≥50%；当病灶小到 CT 无法测量，病灶大小统一设为 5mm× 5mm；当病灶看不见，设为 0mm × 0mm；当淋巴结大小 >5mm × 5mm，取实际值
	不可测量病灶	不适用	消失或消退或维持不变，未增大
	器官增大	不适用	脾脏长径较正常脾脏长径增大值降低 >50%
	新病灶	无	无
	骨髓	比正常骨髓摄取更高，但较基线减低；如果在淋巴结缩小的情况下骨髓持续存在局灶异常改变，需考虑活检或再次扫描	不适用

续表

疗效	病灶区域	PET/CT 评价	CT 评价
疾病稳定	淋巴结及结外受累部位	改善	疾病稳定
		中期或治疗结束时评效，5PS 评分为 4~5 分，与基线相比摄取值无明显变化	最多 6 个淋巴结和结外病灶长径与对应垂直直径乘积之和降低<50%
	不可测量病灶	不适用	未达疾病进展
	器官增大	不适用	未达疾病进展
	新病灶	无	无
	骨髓	较基线无变化	不适用
疾病进展	淋巴结靶病灶和（或）淋巴结融合肿块和（或）结外病灶	5PS 评分 4~5 分，摄取较基线升高；和（或）在中期或治疗结束评价时出现新的 FDG 摄取增高病灶	至少满足以下 1 条 1 枚淋巴结和（或）结外病灶需符合以下异常条件：淋巴结和（或）结外病灶长径>1.5cm 且长径与对应垂直直径乘积之和较最小状态增加≥50%；淋巴结和（或）结外病灶长径≤2cm 的病灶而言：长径或短径增加 0.5cm；淋巴结和（或）结外病灶长径>2cm 的病灶而言：长径或短径增加 1cm 脾大时，脾长径增加>既往较基线基础值的 50%；若基线无脾大，脾长径需在基础值上增加 >2cm；新发或复发的脾大

续表

疗效	病灶区域	PET/CT 评价	CT 评价
疾病进展	不可测量病灶	无	新发病灶或此前不可测量的病灶明确进展
	新病灶	排除炎症、感染等后出现的新发 FDG 摄取增高病灶，若不确定新发病灶性质，需考虑活检或中期评价	原缓解病灶增大；新发淋巴结任一径线>1.5cm；新发结外病灶任一径线>1cm；如新发结外病灶任一径线<1cm 需确认与淋巴瘤相关；明确与淋巴瘤相关的任何大小的病灶
	骨髓	新发或复发的 FDG 摄取增高灶	新发或复发性浸润

注：5PS：5pointscale，5 分法标准；FDG：fluorodeoxyglucose 氟脱氧葡萄糖；a 韦氏环、结外高代谢摄取器官如脾脏或粒细胞集落刺激因子干预后的骨髓，代谢可能高于纵隔和（或）肝血池，此时浸润部位的摄取不超过周围正常组织时，可判定为完全缓解；b 5PS 评分为 3 分时，在多数患者中通常预示标准治疗下预后良好，尤其是中期评效时，但在涉及 PET 的降阶梯临床试验中，为避免治疗不足，3 分通常认为预后不佳；c 可测量病灶的定义：（1）淋巴结：需按区域划分，最好纳入纵隔和腹膜后区域；（2）非淋巴结病灶：包括实体器官（如肝、脾、肾、肺等）、消化道、皮肤、可触诊的病灶。

表 19-18　PET 5 分法（Deauville 标准）

评分（分）	PET/CT 检查结果
1	无摄取
2	病灶或者其他正常组织的摄取值≤纵隔
3	病灶或者其他正常组织的摄取值>纵隔但≤肝

续表

评分（分）	PET/CT检查结果
4	病灶或者其他正常组织的摄取程度较肝脏适度增加
5	病灶或者其他正常组织的摄取值明显高于肝脏和（或）新病灶
X	新的摄取区域不太可能与淋巴瘤有关

表 19-19　治疗方案汇总

1.R-CHOP	利妥昔单抗 375mg/m^2，d0 环磷酰胺 750mg/m^2，d1 多柔比星 40~50mg/m^2，d1 长春新碱 1.4mg/m^2，d1（最大剂量 2mg） 泼尼松 100mg，d1~5 每 21 天重复
2.R-CHOEP	利妥昔单抗 375mg/m^2，d0 环磷酰胺 750mg/m^2，dl 长春新碱 1.4mg/m^2，d1 多柔比星 40~50mg/m^2，d1 依托泊苷 100mg/m^2，d1~3 泼尼松 100mg，d1~5 每21天重复
3. DA-EPOCH-R	依托泊苷 50mg/（m^2·d），d1~4，q.6h（每6h一次），连续输注 利妥昔单抗 375mg/m^2，d0 长春新碱 0.4mg/（m^2·d），d1~4，q.6h，连续输注 多柔比星 10mg/（m^2·d），d1~4，q.6h，连续输注 环磷酰胺 750mg/m^2，d5 泼尼松 60mg/（m^2·d），d1~5 每21天重复

DA-EPOCH 剂量调整原则	每次化疗后都需预防性使用粒细胞集落刺激因子 如果上周期化疗后中性粒细胞减少未达Ⅳ度，可以在上一周期化疗剂量基础上将依托泊苷、多柔比星和环磷酰胺的剂量上调 20% 如果上周期化疗后中性粒细胞减少达Ⅳ度，但在1周内恢复，保持原剂量不变 如果上周期化疗后中性粒细胞减少达Ⅳ度，且持续时间超过1周，或血小板计数下降达Ⅳ度，在上一周期化疗剂量基础上将依托泊苷、多柔比星和环磷酰胺的剂量下调 20% 如果剂量调整在起始剂量以上，则上调时依托泊苷、多柔比星和环磷酰胺一起上调；剂量调如果是在起始剂量以下，则下调时仅下调环磷酰胺
4.Pola-R-CHP	利妥昔单抗 375mg/m^2，d1 维泊妥珠单抗 1.8mg/kg，d1 环磷酰胺 750mg/m^2，d1 多柔比星 50mg/m^2，d1 泼尼松 100ms，d1~5 每 21 天重复
5.R-miniCHOP	利妥昔单抗 375mg/m^2，d0 环磷酰胺 400mg/m^2，d1 多柔比星 25mg/m^2，d1 长春新碱 1mg，d1 泼尼松 40mg/m^2，d1~5 每 21 天重复
6.R-DHAP	利妥昔单抗 375mg/m^2，d0 地塞米松 40mg/d，d1~4（原方案为该剂量，各中心可酌情调整） 顺铂 100mg/m^2，24h 连续输注，d1 阿糖胞苷 2g/m^2，q.12h（每 12h 一次），d2 每 21 天重复

续表

7.GDP	吉西他滨 1000mg/m^2，d1、d8 顺铂 75mg/m^2，d1 地塞米松 40mg，d1~4 每 21 天重复
8.R-ICE	利妥昔单抗 375mg/m^2，d0 异环磷酰胺 5g/m^2，d2（100%剂量美司钠解救） 卡铂（按照 AUC=5 计算，单次剂量≤800mg），d2 依托泊苷 100mg/m^2，d1~3 每 21 天重复
9.R-ESHAP	利妥昔单抗 375mg/m^2，d0 依托泊苷 40mg/m^2，d1~4 甲泼尼龙 500mg，d1~4 顺铂 25mg/m^2，连续输注，d1~4 阿糖胞苷 2g/m^2，d5 每 21 天重复
10.R-GemOx	利妥昔单抗 375mg/m^2，d0 吉西他滨 1000mg/m^2，d1 奥沙利铂 100mg/m^2，d1 每 14 天重复
11.R-MINE	利妥昔单抗 375mg/m^2，d0 异环磷酰胺 1.33g/m^2，d1~3（100% 剂量美司钠解救） 米托蒽醌 8mg/m^2，d1 依托泊苷 65mg/m^2，d1~3 每 21 天重复
12.R^2	利妥昔单抗 375mg/m^2，d0 来那度胺 20~25mg，d1~21 每 28 天重复
13.IR^2	伊布替尼 560mg，d1~21 利妥昔单抗 375mg/m^2，d0 来那度胺 25mg，dl~21 28 天重复

续表

14.Pola-BR	利妥昔单抗 375mg/m^2，d1 维泊妥珠单抗 1.8mg/kg，d1 苯达莫司汀 90mg/m^2，d1~2 每21天重复
15.BR	利妥昔单抗 375mg/m^2，d1 苯达莫司汀 90mg/m^2，d1~2 每21天重复
16. 坦昔妥单抗+来那度胺	坦昔妥单抗 12mg/kg 第1周期：d1、d4、d8、d15、d22 第2和第3周期：d1、d8、d15、d22 第4周期及后续每周期：d1、d15 来那度胺 25mg，d1~21 每 28 天重复
17. 格菲妥单抗单药	第1周期（奥妥珠单抗预处理及剂量递增给药） 奥妥珠单抗 1000mg，d1 格菲妥单抗 2.5mg，d8 格菲妥单抗 10mg，d15 第 2~12 周期（固定剂量给药） 格菲妥单抗 30mg，d1 每 21 天重复。 第 1~3 周期输注格菲妥单抗前至少 1h 完成：静脉注射皮质类固醇（20mg 地塞米松或 100mg 泼尼松/泼尼龙或 80mg 甲泼尼龙）。 输注格非妥单抗前至少 30min 完成：口服镇痛/解热药（例如 1000mg 对乙酰氨基酚）/扑热息痛抗组胺药（例如 50mg 苯海拉明）。 第 4~12 周期输注格非妥单抗前至少 30min 完成：口服镇痛/解热药（例如 1000mg 对乙酰氨基酚）/扑热息痛抗组胺药（例如 50mg 苯海拉明） 【对于上一剂给药后发生CRS的患者】输注格菲妥单抗前至少完成：静脉注射皮质类国酶（20mg 地米松或 100mg 泼尼松/泼尼松龙或 80mg 甲泼尼龙）

续表

18. 来那度胺+利妥昔单抗	利妥昔单抗 375mg/m^2，d1 来那度胺第 1 周期 20mg，d1~21，后续 25mg，d1~21 每 28 天重复
19.BTK 抑制剂	伊布替尼 560mg，口服，每日 1 次 泽布替尼 160mg，口服，每日 2 次 奥布替尼 150mg，口服，每日 1 次
20. Loncastuximab	第 1~2 周期：0.15mg/kg，d1 第 3 周期及后续每周期：0.075mg/kg，d1 每 21 天重复
21.HyperCVAD	[A 方案] 利妥昔单抗 375mg/m^2，d1 环磷酰胺 300mg/m^2，q.12h，静脉注射（持续 2h 以上），d2~4 美司钠 600mg/（m^2·d），CTX 用药前 1h 至最后 1 次 CTX 后 12h 多柔比星 16.6mg/（m^2·d），连续输注 72h，d5~7 地塞米松 40mg/d，d2~5，d12~15 长春新碱 1.4mg/m^2，最大 2mg，d5、d12 [B 方案] 利妥昔单抗 375mg/m^2，d1 甲氨蝶呤 1g/m^2，d2（亚叶酸钙解救） 阿糖胞苷 3g/m^2，q.12h，d3~4（注：鉴于阿糖胞苷骨髓抑制毒性较重，尤其是对血小板的制较重，可导致化疗延迟甚至中止，因此各中心可根据患者年龄、体力情况、淋巴瘤病综合判断，酌情调整剂量）

22. CODOX-M 与 IVAC 交替	A 方案：CODOX-M 环磷酰胺 800mg/m² d1 200mg/m² d2~5 长春新碱 1.5mg/m² 最大 2mg d1、d8 多柔比星 40mg/m² d1 泼尼松 60mg/（m²·d）d1~7 甲氨蝶呤 1200mg / m² d10，1h 内 240mg/（m²·h）d10、第 2~24h CNS 预防 阿糖胞苷 70mg i.t d1、d3 甲氨蝶呤 12mg i.t d15 B 方案：IVAC 异环磷酰胺 1500mg/m，d1~5 依托泊苷 60mg/m² d1~5 阿糖胞苷 2 000mg/m q12h，d1、d2（共 4 次） CNS 预防 甲氨蝶呤 12mg i.t d5
23. 大剂量甲氨蝶呤 + 利妥昔单抗	甲氨蝶呤 5.0~8.0g/m²，d1 持续静脉滴注 4h 利妥昔单抗 375mg/m²，d0 每 14 天重复
24.TEDDi-R	替莫唑胺 100mg/m²，d2~4 依托泊苷 50mg/m²，d2~5 脂质体多柔比星 50mg/m²，d2 地塞米松 10mg/m²，d1~5 伊布替尼 560mg/d 利妥昔单抗 375mg/m²，d1~2 每 21 天重复
25. 阿糖胞苷 + 依托泊苷	阿糖胞苷 2g/（m²·d），3h 输注、d2~5；阿糖胞苷 50mg/m²、12h 输注，d1~5 依托泊苷 200mg/m²、2h 输注、d2~5 每 28 天重复
26. 阿糖胞苷 + 噻替哌	阿糖胞苷 3g/m².d1~2 噻替哌 40mg/m²，d2 每 21 天重复 替莫唑胺：150~200mg/m²，d1~5 每 28 天重复

续表

27.MA ±R	甲氨蝶呤 3.5g/m²，d1 阿糖胞苷 2.0g/m²，q.12h.，d2、d3 利妥昔单抗 375mg/m²，d0 每 21 天重复
28.MATRix	R-MA 基础上增加噻替哌 30mg/m²，d4 每 21 天重复
29.R-MPV	利妥昔单抗 500mg/m²，d1 甲氨蝶呤 3.5g/m²，d2 长春新碱 1.4mg/m²，d2 丙卡巴肼 100mg/m²，d2~8，奇数周期给药 每 14 天重复
30.MT±R	甲氨蝶呤 3.5g/m²，d1 替莫唑胺 150mg/m²，d1~5 利妥昔单抗 375mg/m²，d0 每 21 天重复
31.EA	依托泊苷 40mg/g 连续输注，q.6h 阿糖胞苷 2.0g/m²，q.12h，输注长于 2h，d1~4 序贯自体造血干细胞支持 每 28 天重复
32.BCNU+TT	卡莫司汀 400mg/m²，d6；噻替哌 5mg/kg，q.12h，d5、d4
33.TBC	噻替哌 250mg/m²，d9、d8、d7 白消安 3.2mg/kg，d6、d5、d4 环磷酰胺 60mg/kg，d3、d2
34.R-大剂量阿糖胞苷	利妥昔单抗 375mg/m²，d0 阿糖胞苷 3g/m²，q.12h，d1~2（备注：年龄>60 岁时，剂量调整为 2g/m²）
35.维布妥昔单抗 +CHP 方案	维布妥昔单抗 1.8mg/kg，d1 环磷酰胺 750mg/m²，d1 多柔比星 40~50mg/m²，d1 泼尼松 100mg，d1~5 每 21 天重复

续表

36.RBAC500	利妥昔单抗 375mg/m^2，d1 苯达莫司汀 70mg/m^2，d2~3 阿糖胞苷 500mg/m^2，d2~4 每 28 天重复
37.VR-CAP	硼替佐米 1.3mg/m^2，d1、d4、d8、d11 利妥昔单抗 375mg/m m^2，d1 环磷酰胺 750mg/m^2，d1 多柔比星 50mg/m^2，d1 泼尼松 100mg，d1~5 每 21 天重复
38.RB+伊布替尼	利妥昔单抗 375mg/m^2，d1 苯达莫司汀 90mg/m^2，d2~3 伊布替尼 560mg 口服，每日 1 次，d1~28 每 28 天重复
39.R+伊布替尼维持治疗（仅在 RB+伊布替尼诱导治疗后）	利妥昔单抗 375mg/m^2，每 8 周重复 伊布替尼 560mg 口服，每日 1 次，直至病情进展或不能耐受。
40.硼替佐米	硼替佐米 1.3mg/m^2，d1、d4、d8、d11，每 21 天重复
41.利妥昔单抗+苯丁酸氮芥	利妥昔单抗 375mg/m^2，d1、d8、d15、d22（第 1~8 周） 苯丁酸氮芥 6mg/m^2 d1（第 9~24 周服药 2 周，停药 2 周） 28 天为 1 个周期
42.利妥昔单抗+苯达莫司汀	利妥昔单抗 375mg/m^2，d0 苯达莫司汀 90mg/m^2，d1~2 每 28 天重复
43.R-CVP	利妥昔单抗 375mg/m^2，d0 环磷酰胺 750mg/m^2，d1 长春新碱 1.4mg/m^2，d1（最大剂量 2mg） 泼尼松 40mg/m^2，d1~5 每 21 天重复

续表

44. 利妥昔单抗+氟达拉滨	利妥昔单抗 375mg/m² d1 氟达拉滨 25mg/m² d1~5 28 天为1个周期28 天为1个周期
45. 维奈克拉+伊布替尼	维奈克拉：从第1周期d22开始口服，经过5周剂量爬坡后（20mg/d、50mg/d、100mg/d、200mg/d、400mg/d各1周），持续 400mg/d 口服 12 个周期。 伊布替尼：560mg，口服，每日1次。
46. 阿可替尼+奥妥珠单抗	阿可替尼：100mg口服，每日2次。 奥妥珠单抗：第1程：100mg，d1，900mg，d2，1000mg，d8、d15；第2~6程：1000mg，d1每28天一个周期，共6周期
47. 维奈克拉+奥妥珠单抗	维奈克拉：从第1周期d22开始口服，经过5周剂量爬坡后（20mg/d、50mg/d、100mg/d、200mg/d、400mg/d各1周），持续 400mg/d 口服 12 个周期。 奥妥珠单抗：第1周期：100mg，d1，900mg，d2，1000mg，d8、d15；第2~6周期：1000mg，d1。 每 28 天一个周期，共6周期
48. 氟达拉滨+环磷酰胺+利妥昔单抗	氟达拉滨 25mg/m²，d1~3 环磷酰胺 250mg/m²，d1~3 利妥昔单抗 375mg/m²，d0，第1周期；此后500mg/m² 每 28 天重复
49. 甲泼尼龙冲击+利妥昔单抗方案	甲泼尼龙 1g/m²，d1~5。 利妥昔单抗 375mg/m²，每周1次，连用4周。 每 28 天重复
50. 度维利塞方案	度维利塞 25mg/次，口服，每日2次，每28天为1个周期
51. 戈利昔替尼	戈利昔替尼 150mg，口服，每日1次，每21天为1个周期
52. 林普利塞方案	林普利塞 80mg/次，口服，每日1次，每28天为1个周期

续表

53. 阿来替尼方案	阿来替尼 300mg/次，口服，每日2次；体重<35kg者，150mg/次，口服，每日2次。每21天为1个周期
54. 芦可替尼方案	芦可替尼 20mg/次，口服，每日2次，每28天为1个周期
55. 盐酸米托蒽醌脂质体方案	盐酸米托蒽醌脂质体 20mg/m²，每 28 天重复 严密监测不良反应，根据不良反应调整剂量或停止用药
56. 改良SMILE方案	甲氨蝶呤 2g/m²，连续输注 6h，d1 亚叶酸钙 15mg×4次，d2~4 异环磷酰胺 1500mg/m²，d2~4 美司钠 300mg/m²×3次，d2~4 地塞米松 40mg/d，d2~4 依托泊苷 100mg/m²，d2~4 左旋门冬酰胺酶 6000U/m²，d8、d10、d12、d14、d16、d18、d20每 28 天重复。 第6天开始给予粒细胞集落刺激因子直至白细胞计数>5×10⁹
57.P-GemOx方案	培门冬酶 2000~2 500IU/m²，d1（建议最大单次剂量不超过3750TU） 吉西他滨 1000mg/m²d1、d8 奥沙利铂 130mg/m²，d1 每 21天重复
58.DDGP方案	地塞米松 15mg/m²，dl~5 顺铂 20mg/m²，dl~4 吉西他滨 800mg/m²，d1、d8 培门冬酶2500IU/m²，d1 每21天重复

续表

59. COEP-L 方案	CTX 750mg/m²，d1 VCR 1.4mg/m²，d1（最大 2mg） VP-16 60mg/m²，d1~3 PDN 100mg，d1~5 培门冬酶 2500IU/m²，d2 每 21 天重复
60. AspaMetDex 方案	左旋门冬酰胺酶 6000U/m²，d2、d4、d6、d8 甲氨蝶呤 3g/m²，d1 地塞米松 40mg/d，d1~4 每 21 天重复。如果年龄>70 岁，甲氨蝶呤减量至 2g/m²，地塞米松减量至 20mg
61.LOP 方案	培门冬酶 2500IU/m²，d1 VCR 1.4mg/m²，d1（最大 2mg） PDN 100mg，d1~5 每 14~21 天重复
62.西达本胺方案	西达本胺 30mg，口服，每周 2 次
64.ESA 方案	依托泊苷 200mg，d2~4 地塞米松 40mg/d，d2~4 培门冬酶 2500lU/m²，d1 每 21 天重复
65. GELAD 方案	吉西他滨 1g/m²，d1 依托泊苷 60mg/m²，d1~3 培门冬酶 2000IU/m²，d4 地塞米松 40mg，d1~4 每 21 天重复

66.免疫检查点抑制剂	信迪利单抗（sintilimab）：200mg，iv30~60min，每3周一次，直至出现疾病进展或出现不可耐受的毒性，最长治疗时间为24个月 卡瑞利珠单抗（camrelizumab）：200mg，i.v.30~60min，每2周一次，直至疾病进展或出现不可耐受的毒性 替雷利珠单抗（tislelizumab）：200mg，i.v.首次输注>60min，以后>30min，每3周一次直至疾病进展或出现不可耐受的毒性 纳武利尤单抗（nivolumab）：3mg/kg，i.v.60min，每2周一次，直至疾病进展或出现不能耐受的毒性 帕博利珠单抗（pembrolizumab）：200mg，i.v.≥30min，每3周一次，直至疾病进展或出现不能耐受的毒性，最长用药期为2年 卡瑞利珠单抗+地西他滨：卡瑞利珠单抗200mg，i.v.，d8+地西他滨10mg/d，d1~5，每3周一次 纳武利尤单抗+维布妥昔单抗，cHL的一线挽救：纳武利尤单抗3mg/kg，i.v.60min（C1d8，C2~4d1）+维布妥昔单抗1.8mg/kg，i.v.30min，d1每3周一次，<4周期 纳武利尤单抗+维布妥昔单抗，复发/难治PMBL：纳武利尤单抗240mg，i.v.60min（C1d8，C2及后续周期d1）+维布妥昔单抗1.8mg/kg，i.v.30min，d1，每3周一次，直至疾病进展或者出现不能耐受的毒性
67.ABVD方案	多柔比星25mg/m^2 d1、d15 博来霉素10mg/m^2 d1、d15 长春花碱6mg/m^2 d1、d15 达卡巴嗪375mg/m^2 d1、d15 每28天重复

续表

68. 增强剂量 BEACOPP 方案	博来霉素（BLM）10mg/m^2 依托泊苷（VP-16）200mg/m^2 多柔比星（ADM）35mg/m^2 环磷酰胺（CTX）1250mg/m^2 长春新碱（VCR）1.4mg/m^2（最大 2mg） 丙卡巴肼（PCB）100mg/m^2 泼尼松（PDN）40mg/m^2 第 8 天起应用 G-CSF 支持治疗 用法：每 21 天重复
69. A + AVD 方案	维布妥昔单抗（BV）1.2mg/kg，d1、d15 多柔比星（ADM）25mg/m^2，d1、d15 长春花碱（VLB）6mg/m^2，d1、d15 达卡巴嗪（DTIC）375mg/m^2，d1、d15 每 28 天重复

参考文献

[1]2022年中国恶性肿瘤流行情况分析 - 中华肿瘤杂志[EB/OL]. [2024-03-16]. https：//rs.yiigle.com/cmaid/1495403.

[2]沈志祥，朱雄增. 恶性淋巴瘤（第2版）. 人民卫生出版社，2011：105-123.

[3]Scott DW，Wright GW，Williams PM，et al. Determining cell-of-origin subtypes of diffuse large B-cell lymphoma using gene expression in formalin-fixed paraffin-embedded tissues. Blood，2014，123：1214-1217.

[4]中国医疗保健国际交流促进会肿瘤内科学分会，中国抗癌协会淋巴瘤专业委员会，中国医师协会肿瘤医师分会. 中国淋巴瘤治疗指南（2023年版）[J]. 中国肿瘤临床与康复，2023，30（1）：2-39.

[5]Cheson B D，Fisher R I，Barrington S F，et al. Recommendations for initial evaluation，staging，and response assessment of Hodgkin and non-Hodgkin lymphoma：the Lugano classification [J]. J Clin Oncol，2014，32（27）：3059-68.

[6]Binet J L，Auquier A，Dighiero G，et al. A new prognostic classification of chronic lymphocytic leukemia derived from a multivariate survival analysis[J]. Cancer，1981，48（1）：198-206.

[7]Rai K R，Sawitsky A，Cronkite E P，et al. Clinical staging of chronic lymphocytic leukemia[J]. Blood，1975，46（2）：219-34.

[8]Olsen E，Vonderheid E，Pimpinelli N，et al. Revisions to the staging and classification of mycosis fungoides and Sezary syndrome：a proposal of the International Society for Cutaneous Lymphomas（ISCL）and the cutaneous lymphoma task force of the European Organization of Research and Treatment of Cancer（EORTC）[J]. Blood，2007，110（6）：1713-22.

[9]Kim Y H, Willemze R, Pimpinelli N, et al. TNM classification system for primary cutaneous lymphomas other than mycosis fungoides and Sezary syndrome: a proposal of the International Society for Cutaneous Lymphomas (ISCL) and the Cutaneous Lymphoma Task Force of the European Organization of Research and Treatment of Cancer (EORTC) [J]. Blood, 2007, 110 (2): 479-84.

[10]Ungureanu A, Le Garff-Tavernier M, Costopoulos M, et al. CSF interleukin 6 is a useful marker to distinguish pseudotumoral CNS inflammatory diseases from primary CNS lymphoma [J]. J Neurol, 2021, 268 (8): 2890-2894.

[11]International Non-Hodgkin's Lymphoma Prognostic Factors P. A predictive model for aggressive non-Hodgkin's lymphoma[J]. N Engl J Med, 1993, 329 (14): 987-94.

[12]CHESON BD, ANSELL S, SCHWARTZL L, et al. Refinement of the Lugano Classification lymphoma response criteria in the era of immunomodulatory therapy. Blood, 2016, 128 (21): 2489-2496.

[13]Hans C P, Weisenburger D D, Greiner T C, et al. Confirmation of the molecular classification of diffuse large B-cell lymphoma by immunohistochemistry using a tissue microarray[J]. Blood, 2004, 103 (1): 275-82.

[14]Swerdlow S H, Campo E, Pileri S A, et al. The 2016 revision of the World Health Organization classification of lymphoid neoplasms[J]. Blood, 2016, 127 (20): 2375-90.

[15]Poeschel V, Held G, Ziepert M, et al. Four versus six cycles of CHOP chemotherapy in combination with six applications of rituximab in patients with aggressive B-cell lymphoma with favourable prognosis (FLYER): a randomised, phase 3, non-inferiority trial[J]. Lancet, 2019, 394 (10216): 2271-2281.

[16]Lamy T, Damaj G, Soubeyran P, et al. R-CHOP 14 with or

without radiotherapy in nonbulky limited-stage diffuse large B-cell lymphoma[J]. Blood, 2018, 131 (2): 174-181.

[17]Held G, Murawski N, Ziepert M, et al. Role of radiotherapy to bulky disease in elderly patients with aggressive B-cell lymphoma[J]. J Clin Oncol, 2014, 32 (11): 1112-8.

[18]Tilly H, Morschhauser F, Sehn L H, et al. Polatuzumab Vedotin in Previously Untreated Diffuse Large B-Cell Lymphoma[J]. N Engl J Med, 2022, 386 (4): 351-363.

[19]Peyrade F, Jardin F, Thieblemont C, et al. Attenuated immunochemotherapy regimen (R-miniCHOP) in elderly patients older than 80 years with diffuse large B-cell lymphoma: a multicentre, single-arm, phase 2 trial[J]. Lancet Oncol, 2011, 12 (5): 460-8.

[20]Moccia A A, Schaff K, Hoskins P, et al. R-CHOP with Etoposide Substituted for Doxorubicin (R-CEOP): Excellent Outcome in Diffuse Large B Cell Lymphoma for Patients with a Contraindication to Anthracyclines[J]. Blood, 2009, 114 (22): 408-408.

[21]Fields P A, Townsend W, Webb A, et al. De novo treatment of diffuse large B-cell lymphoma with rituximab, cyclophosphamide, vincristine, gemcitabine, and prednisolone in patients with cardiac comorbidity: a United Kingdom National Cancer Research Institute trial[J]. J Clin Oncol, 2014, 32 (4): 282-7.

[22]Schmitz N, Zeynalova S, Nickelsen M, et al. CNS International Prognostic Index: A Risk Model for CNS Relapse in Patients With Diffuse Large B-Cell Lymphoma Treated With R-CHOP [J]. J Clin Oncol, 2016, 34 (26): 3150-6.

[23]Philip T, Guglielmi C, Hagenbeek A, et al. Autologous bone marrow transplantation as compared with salvage chemotherapy in relapses of chemotherapy-sensitive non-Hodgkin's lympho-

ma[J]. N Engl J Med, 1995, 333 (23): 1540-5.

[24]Schuster S J, Bishop M R, Tam C S, et al. Tisagenlecleucel in Adult Relapsed or Refractory Diffuse Large B-Cell Lymphoma [J]. N Engl J Med, 2019, 380 (1): 45-56.

[25]Ying Z, Yang H, Guo Y, et al. Relmacabtagene autoleucel (relma-cel) CD19 CAR-T therapy for adults with heavily pre-treated relapsed/refractory large B-cell lymphoma in China[J]. Cancer Med, 2021, 10 (3): 999-1011.

[26]Ying Z, Zou D, Yang H, et al. Preliminary efficacy and safety of Relmacabtagene autoleucel (Carteyva) in adults with relapsed/refractory follicular lymphoma in China: A phase I/Ⅱ clinical trial[J]. Am J Hematol, 2022, 97 (12): E436-E438.

[27]Jermann M, Jost L M, Taverna C, et al. Rituximab-EPOCH, an effective salvage therapy for relapsed, refractory or transformed B-cell lymphomas: results of a phase Ⅱ study[J]. Ann Oncol, 2004, 15 (3): 511-6.

[28]Mounier N, El Gnaoui T, Tilly H, et al. Rituximab plus gemcitabine and oxaliplatin in patients with refractory/relapsed diffuse large B-cell lymphoma who are not candidates for high-dose therapy. A phase Ⅱ Lymphoma Study Association trial[J]. Haematologica, 2013, 98 (11): 1726-31.

[29]Wang M, Fowler N, Wagner-Bartak N, et al. Oral lenalidomide with rituximab in relapsed or refractory diffuse large cell, follicular and transformed lymphoma: a phase Ⅱ clinical trial [J]. Leukemia, 2013, 27 (9): 1902-9.

[30]Vacirca J L, Acs P I, Tabbara I A, et al. Bendamustine combined with rituximab for patients with relapsed or refractory diffuse large B cell lymphoma[J]. Ann Hematol, 2014, 93 (3): 403-9.

[31]Jacobsen E D, Sharman J P, Oki Y, et al. Brentuximab vedotin demonstrates objective responses in a phase 2 study of re-

lapsed / refractory DLBCL with variable CD30 expression[J]. Blood, 2015, 125 (9): 1394-402.

[32]Wilson W H, Young R M, Schmitz R, et al. Targeting B cell receptor signaling with ibrutinib in diffuse large B cell lymphoma[J]. Nat Med, 2015, 21 (8): 922-6.

[33]Santoro A, Mazza R, Pulsoni A, et al. Bendamustine in Combination With Gemcitabine and Vinorelbine Is an Effective Regimen As Induction Chemotherapy Before Autologous Stem-Cell Transplantation for Relapsed or Refractory Hodgkin Lymphoma: Final Results of a Multicenter Phase Ⅱ Study[J]. J Clin Oncol, 2016, 34 (27): 3293-9.

[34]Morschhauser F, Flinn I W, Advani R, et al. Polatuzumab vedotin or pinatuzumab vedotin plus rituximab in patients with relapsed or refractory non-Hodgkin lymphoma: final results from a phase 2 randomised study (ROMULUS) [J]. Lancet Haematol, 2019, 6 (5): e254-e265.

[35]Salles G, Duell J, González Barca E, et al. Tafasitamab plus lenalidomide in relapsed or refractory diffuse large B-cell lymphoma (L-MIND): a multicentre, prospective, single-arm, phase 2 study[J]. Lancet Oncol, 2020, 21 (7): 978-988.

[36]Sehn L H, Herrera A F, Flowers C R, et al. Polatuzumab Vedotin in Relapsed or Refractory Diffuse Large B-Cell Lymphoma[J]. J Clin Oncol, 2020, 38 (2): 155-165.

[37]Kalakonda N, Maerevoet M, Cavallo F, et al. Selinexor in patients with relapsed or refractory diffuse large B-cell lymphoma (SADAL): a single-arm, multinational, multicentre, open-label, phase 2 trial[J]. Lancet Haematol, 2020, 7 (7): e511-e522.

[38]Alaggio R, Amador C, Anagnostopoulos I, et al. The 5th edition of the World Health Organization Classification of Haematolymphoid Tumours: Lymphoid Neoplasms[J]. Leukemia,

2022；36（7）：1720-1748.

[39]Dunleavy K，Fanale M A，Abramson J S，et al. Dose-adjusted EPOCH-R（etoposide，prednisone，vincristine，cyclophosphamide，doxorubicin，and rituximab）in untreated aggressive diffuse large B-cell lymphoma with MYC rearrangement：a prospective，multicentre，single-arm phase 2 study [J]. Lancet Haematol，2018，5（12）：e609-e617.

[40]Petrich A M，Gandhi M，Jovanovic B，et al. Impact of induction regimen and stem cell transplantation on outcomes in double-hit lymphoma：a multicenter retrospective analysis[J]. Blood，2014，124（15）：2354-61.

[41]Tumati V，Trivedi L，Li H C，et al. Patterns of Failure in Patients With Double Hit or Double Expressor Lymphomas：Implications for Radiation Therapy[J]. Int J Radiat Oncol Biol Phys，2018，100（5）：1126-1132.

[42]Olszewski A J，Kurt H，Evens A M. Defining and treating high-grade B-cell lymphoma，NOS[J]. Blood，2022，140（9）：943-954.

[43]Herrera A F，Mei M，Low L，et al. Relapsed or Refractory Double-Expressor and Double-Hit Lymphomas Have Inferior Progression-Free Survival After Autologous Stem-Cell Transplantation[J]. J Clin Oncol，2017，35（1）：24-31.

[44]Herrera A F，Rodig S J，Song J Y，et al. Outcomes after Allogeneic Stem Cell Transplantation in Patients with Double-Hit and Double-Expressor Lymphoma[J]. Biol Blood Marrow Transplant，2018，24（3）：514-520.

[45]Locke F L，Ghobadi A，Jacobson C A，et al. Long-term safety and activity of axicabtagene ciloleucel in refractory large B-cell lymphoma（ZUMA-1）：a single-arm，multicentre，phase 1-2 trial[J]. Lancet Oncol，2019，20（1）：31-42.

[46]Abramson J S，Palomba M L，Gordon L I，et al. Lisocabta-

gene maraleucel for patients with relapsed or refractory large B-cell lymphomas（TRANSCEND NHL 001）：a multicentre seamless design study[J]. Lancet，2020，396（10254）：839-852.

[47]Locke F L，Miklos D B，Jacobson C A，et al. Axicabtagene ciloleucel as second-line therapy for large B-cell lymphoma [J]. N Engl J Med. 2022 Feb 17；386（7）：640-654.

[48]Song Y Q，Zhang H L，Huang H Q，et al. Glofitamab monotherapy induces high complete response rates and manageable safety in Chinese patients with heavily pretreated relapsed or refractory diffuse large B-cell lymphoma [J]. Haematologica. 2024；109（4）：1269-1273.

[49]Yu Y，Dong X，Tu M，Wang H. Primary mediastinal large B cell lymphoma. Thorac Cancer. 2021 Nov；12（21）：2831-2837. doi：10.1111 / 1759-7714.14155. Epub 2021 Sep 29. PMID：34590432；PMCID：PMC8563158.

[50]Savage KJ. Primary mediastinal large B-cell lymphoma. Blood. 2022 Sep 1；140（9）：955-970. doi：10.1182 / blood.2020008376. PMID：34496020.

[51]Hang H，Zhou H，Ma L. Prognostic factors and clinical survival outcome in patients with primary mediastinal diffuse large B-cell lymphoma in rituximab era: A population-based study. Medicine (Baltimore). 2024；103（8）：e37238.

[52]陈吕雯，李建勇，范磊. 原发纵隔大B细胞淋巴瘤的治疗进展[J]. 中华血液学杂志，2024，45（01）：98-102. DOI：10.3760/cma.j.cn121090-20230731-00041

[53]范冰杰，常宇，柳喜洋，张明智，张蕾. 放化疗与单纯化疗对原发纵隔大B细胞淋巴瘤患者生存的影响比较[J]. 肿瘤防治研究，2022，49（3）：205-212.

[54]Zhang L.，Zhang Q. A systematic review of primary central nervous system lymphoma. Holist Integ Oncol 3，19（2024）.

[55]Chen T, Liu YB, Wang Y, et al. Evidence-based expert consensus on the management of primary central nervous system lymphoma in China. J Hematol Oncol. 2022 Sep 29; 15 (1): 136.

[56]Zhang YH, Liu ZH, Gao CW, et al. Role of Rituximab in Treatment of Patients With Primary Central Nervous System Lymphoma (PCNSL): A Systematic Review and Meta-Analysis. Clin Lymphoma Myeloma Leuk. 2023 Oct; 23 (10): 733-741.

[57]Wang N, Chen FL, Pan L, et al. Clinical outcomes of newly diagnosed primary central nervous system lymphoma treated with zanubrutinib-based combination therapy. World J Clin Oncol. 2023 Dec 24; 14 (12): 606-619.

[58]Joerger M, Huitema AD, Illerhaus G, et al. Rational administration schedule for high-dose methotrexate in patients with primary central nervous system lymphoma. Leuk Lymphoma. 2012; 53 (10): 1867-1875.

[59]Sun XF, Wu YC, Xing RX, et al. Non-Myeloablative Chemotherapy as Consolidation Strategy After High-Dose Methotrexate-Based Chemoimmunotherapy in Patients With Primary CNS Lymphoma: A Retrospective Single Center Study in China. Front Oncol. 2022 Feb 23: 12: 792274.

[60]Shin SM, Silverman JS, Bowden G, et al. Relapsed or refractory primary central nervous system lymphoma radiosurgery: report of the international gamma knife research foundation. J Radiosurg SBRT. 2017; 4 (4): 247-253.

[61]Li SJ, Xia ZG, Cao JZ, et al. Proposed new prognostic model using the systemic immune-inflammation index for primary central nervous system lymphoma: A prospective-retrospective multicohort analysis. Front Immunol. 2022 Nov 9: 13: 1039862.

[62]Zucca E，Conconi A，Mughal TI，et al. Patterns of outcome and prognostic factors in primary large-cell lymphoma of the testis in a survey by the International Extranodal Lymphoma Study Group. J Clin Oncol. 2003；21（1）：20-27.

[63]Menter T，Ernst M，Drachneris J，et al. Phenotype profiling of primary testicular diffuse large B-cell lymphomas. Hematol Oncol. 2014；32（2）：72-81.

[64]Chapuy B，Roemer MG，Stewart C，Tan Y，Abo RP，Zhang L et al. Targetable genetic features of primary testicular and primary central nervous system lymphomas. Blood. 2016；127（7）：869-81.

[65]Y Wang，Z Y Shi，Q Shi，et al.Clinicopathologic characteristics and prognostic analysis of testicular diffuse large B-cell lymphoma. Zhonghua Xue Ye Xue Za Zhi. 2023，44（4）：321-327.

[66]Schmitz R，Wright GW，Huang DW，Johnson CA，Phelan JD，Wang JQ，et al. Genetics and Pathogenesis of Diffuse Large B-Cell Lymphoma. N Engl J Med. 2018；378（15）：1396-407.

[67]Cao XX，Li J，Cai H，Zhang W，Duan MH，Zhou DB. Patients with primary breast and primary female genital tract diffuse large B cell lymphoma have a high frequency of MYD88 and CD79B mutations. Ann Hematol. 2017；96（11）：1867-71.

[68]Ye Shen，Lihong Wang，Jinping Ou，et al.Loss of 5-hydroxymethylcytosine as a Poor Prognostic Factor for Primary Testicular Diffuse Large B-cell Lymphoma.Int J Med Sci. 2022 Jan 1；19（2）：225-232.

[69]Xf Wang，Xy Xu，Wz Cai，et al.TBL1XR1 mutation predicts poor outcome in primary testicular diffuse large B-cell lymphoma patients.Biomark Res. 2020 Apr 17：8：10.

[70]Kridel R, Telio D, Villa D, Sehn LH, Gerrie AS, Shenkier T et al. Diffuse large B-cell lymphoma with testicular involvement: outcome and risk of CNS relapse in the rituximab era. . Br J Haematol. 2017; 176 (2): 210-21.

[71]YAN Z, YAO S, WANG Y, et al. Primary testicular lymphoma with central nervous system relapse was suecessfullytreated by a chemo-free regimen: A case report and literature review, Cancer Manag Res, 2021, 13: 9489-9500.

[72]NAYAK L, IWAMOTO FM, LACASCE A, et al. PD-l blockade with nivolumab in relapsed/refractory primary central nervous system and testicular lymphoma, Blood, 2017, 129 (23): 3071-3073.

[73]Deng L., et al. Primary testicular diffuse large B-cell lymphoma displays distinct clinical and biological features for treatment failure in rituximab era: a report from the International PTL Consortium. Leukemia 30, 361-372 (2016).

[74]Zucca E., et al. Primary extranodal non-Hodgkin's lymphomas. Part 1: Gastrointestinal, cutaneous and genitourinary lymphomas. Annals of Oncology 8, 727-737 (1997).

[75]Chen B., et al. Adult primary testicular lymphoma: clinical features and survival in a series of patients treated at a high-volume institution in China. BMC Cancer 20, 1-11 (2020).

[76]Barta S. K., et al. Treatment factors affecting outcomes in HIV-associated non-Hodgkin lymphomas: a pooled analysis of 1546 patients. Blood 122, 3251-3262 (2013).

[77]聂宝，等. 65例睾丸非霍奇金淋巴瘤的临床病理学特征. 中华血液学杂志 36, 765-769 (2015).

[78]Swerdlow S. H., et al. WHO Classification of Tumours of Haematopoietic and Lymphoid Tissues. (International Agency for Research on Cancer (IARC), 69372 Lyon Cedex 08, France, 2017).

[79]王玥，等. 65例睾丸非霍奇金淋巴瘤的临床病理学特征. 中华血液学杂志 44，321-327（2023）.

[80]Kraan W.， et al. High prevalence of oncogenic MYD88 and CD79B mutations in diffuse large B-cell lymphomas presenting at immune-privileged sites. Blood Cancer Journal 3， e139-e139（2013）.

[81]Chapuy B.， et al. Targetable genetic features of primary testicular and primary central nervous system lymphomas. Blood 127， 869-881（2016）.

[82]Vitolo U.， et al. First-Line Treatment for Primary Testicular Diffuse Large B-Cell Lymphoma With Rituximab-CHOP， CNS Prophylaxis， and Contralateral Testis Irradiation： Final Results of an International Phase Ⅱ Trial. JCO 29， 2766-2772（2011）.

[83]Conconi A.， et al. IELSG30 phase 2 trial： intravenous and intrathecal CNS prophylaxis in primary testicular diffuse large B-cell lymphoma. Blood Adv 8， 1541-1549（2024）.

[84]Avilés A.， et al. Rituximab and Dose-Dense Chemotherapy in Primary Testicular Lymphoma. Clinical Lymphoma and Myeloma 9， 386-389（2009）.

[85]Messina C， Christie D， Zucca E， et al. Primary and secondary bone lymphomas. Cancer Treatment Reviews， 2015， 41（3）：235-246.

[86]Chisholm K M， Ohgami R S， Tan B， et al. Primary lymphoma of bone in the pediatric and young adult population. Human Pathology， 2017， 60：1-10.

[87]Cai L， Stauder M C， Zhang Y-J， et al. Early-stage primary bone lymphoma： a retrospective， multicenter Rare Cancer Network（RCN）study. International Journal of Radiation Oncology， Biology， Physics， 2012， 83（1）：284-291.

[88]Bruno Ventre M， Ferreri A JM， Gospodarowicz M， et al. Clini-

cal features, management, and prognosis of an international series of 161 patients with limited-stage diffuse large B-cell lymphoma of the bone (the IELSG-14 Study). The Oncologist, 2014, 19(3): 291-298.

[89]施晴，袁跃兴，易红梅，等.原发性骨弥漫性大B细胞淋巴瘤的临床病理特征、突变图谱及预后影响因素分析.中国临床医学，2023，30（05）：772-777.

[90]Vitolo U, Seymour J F, Martelli M, et al. Extranodal diffuse large B-cell lymphoma (DLBCL) and primary mediastinal B-cell lymphoma: ESMO clinical practice guidelines for diagnosis, treatment and follow-up. Annals of Oncology, 2016, 27 (suppl 5): v91-v102.

[91]Han S, Yang X, Jiang D, et al. Surgical outcomes and prognostic factors in patients with diffuse large B-cell lymphoma-associated metastatic spinal cord compression. Spine, 2016, 41 (15): E943-E948.

[92]樊代明.整合肿瘤学·临床卷[M].北京：科学出版社，2021.

[93]中国抗癌协会淋巴瘤专业委员会，中国医师协会肿瘤医师分会，中国医疗保健国际交流促进会肿瘤内科分会.中国淋巴瘤治疗指南（2021年版）[J].中华肿瘤杂志，2021，43（7）：29.

[94]Willemze R, Cerroni L, Kempf W, et al. The 2018 update of the WHO-EORTC classification for primary cutaneous lymphomas[J]. Blood. 2019; 133 (16): 1703-14.

[95]Trautinger F, Eder J, Assaf C, et al. European Organisation for Research and Treatment of Cancer consensus recommendations for the treatment of mycosis fungoides/Sezary syndrome—update 2017[J]. Eur J Cancer. 2017; 77: 57-74.

[96]Brady J.L., et al., Definitive radiotherapy for localized follicular lymphoma staged by 18F-FDG PET-CT: a collaborative study by ILROG. Blood, 2019. 133 (3): p. 237-245.

[97]Zhou J., et al., [Follicular lymphoma with a predominantly diffuse growth pattern with 1p36 deletion: a clinicopathologic analysis of eight cases]. Zhonghua Bing Li Xue Za Zhi, 2024. 53 (1): p. 34-39.

[98]Ghione P., et al., Treatment patterns and outcomes in relapsed/refractory follicular lymphoma: results from the international SCHOLAR-5 study. Haematologica, 2023. 108 (3): p. 822-832.

[99]Zha J., et al., Clinical features and outcomes of 1845 patients with follicular lymphoma: a real-world multicenter experience in China. J Hematol Oncol, 2021. 14 (1): p. 131.

[100]Morschhauser F., et al., Tazemetostat for patients with relapsed or refractory follicular lymphoma: an open-label, single-arm, multicentre, phase 2 trial. Lancet Oncol, 2020. 21 (11): p. 1433-1442.

[101]Jacobson C.A., et al., Axicabtagene ciloleucel in relapsed or refractory indolent non-Hodgkin lymphoma (ZUMA-5): a single-arm, multicentre, phase 2 trial. Lancet Oncol, 2022. 23 (1): p. 91-103.

[102]Ying Z., et al., Relmacabtagene autoleucel (relma-cel) CD19 CAR-T therapy for adults with heavily pretreated relapsed / refractory large B-cell lymphoma in China. Cancer Med, 2021. 10 (3): p. 999-1011.

[103]Bartlett N. L., et al., Mosunetuzumab Monotherapy Demonstrates Durable Efficacy with a Manageable Safety Profile in Patients with Relapsed/Refractory Follicular Lymphoma Who Received ≥2 Prior Therapies: Updated Results from a Pivotal Phase Ⅱ Study. Blood, 2022. 140 (Supplement 1): p. 1467-1470.

[104]Liu X., et al., Efficacy of Autologous Hematopoietic Stem Cell Transplantation versus Chemotherapy or Allogeneic He-

matopoietic Stem Cell Transplantation for Follicular Lymphoma: Systematic Review and Meta-Analysis. Oncology, 2023. 101 (12): p. 822-835.

[105]Neelapu S.S., et al., Five-year follow-up of ZUMA-1 supports the curative potential of axicabtagene ciloleucel in refractory large B-cell lymphoma. Blood, 2023. 141 (19): p. 2307-2315.

[106]Iragavarapu C. and G. Hildebrandt, Lisocabtagene Maraleucel for the treatment of B-cell lymphoma. Expert Opin Biol Ther, 2021. 21 (9): p. 1151-1156.

[107]Swerdlow SH, Campo E, Pileri SA, Harris NL, Stein H, Siebert R, Advani R, Ghielmini M, Salles GA, Zelenetz AD et al: The 2016 revision of the World Health Organization classification of lymphoid neoplasms. Blood 2016, 127 (20): 2375-2390.

[108]Martín-Garcia D, Navarro A, Valdés-Mas R, Clot G, Gutiérrez-Abril J, Prieto M, Ribera-Cortada I, Woroniecka R, Rymkiewicz G, Bens S et al: CCND2 and CCND3 hijack immunoglobulin light-chain enhancers in cyclin D1 (-) mantle cell lymphoma. Blood 2019, 133 (9): 940-951.

[109]Dreyling M, Doorduijn JK, Gine E, Jerkeman M, Walewski J, Hutchings M, Mey U, Riise J, Trneny M, Vergote VKJ et al: Efficacy and Safety of Ibrutinib Combined with Standard First-Line Treatment or As Substitute for Autologous Stem Cell Transplantation in Younger Patients with Mantle Cell Lymphoma: Results from the Randomized Triangle Trial By the European MCL Network. Blood 2022, 140 (Supplement 1): 1-3.

[110]Wang XX, Gao Y, Jin J, Cao JN, Feng JF, Wang HQ, Zhang HL, Cai QQ, Li ZM, Jiang WQ, Huang HQ; Lymphoma Committee, Chinese Anti-Cancer Association (CA-

CA）. Bortezomib in combination with fludarabine plus cyclophosphamide for patients with relapsed or refractory mantle-cell lymphoma：results of the LYM-4003 study. Ann Hematol. 2021 Dec；100（12）：2961-2968.

[111]Cai Q，Huang H，Zhang Y，Liu P，Jing H，Yang P，Lin T，Xia Z，Li Z，Li W et al：Efficacy and Safety Analysis of Ibrutinib-Containing Therapy for Relapsed/Refractory（R/R）Mantle Cell Lymphoma（MCL）：Results from a Real-World Study in China. Blood 2020，136（Supplement 1）：1-1.

[112]Walewska R，Eyre TA，Barrington S，et al. Guideline for the diagnosis and management of marginal zone lymphomas：A British Society of Haematology Guideline. Br J Haematol. 2024；204（1）：86-107.

[113]Gao LR，Li X，Wang X，et al. Treatment and survival for patients with localized primary ocular adnexal extranodal marginal zone lymphoma. Leukemia. 2024；38（4）：914-917.

[114]Else M，Marín-Niebla A，de la Cruz F，et al. Rituximab，used alone or in combination，is superior to other treatment modalities in splenic marginal zone lymphoma. Br J Haematol. 2012；159：322-328.

[115]Kalpadakis C，Pangalis GA，Angelopoulou MK，et al. Treatment of splenic marginal zone lymphoma with rituximab monotherapy：progress report and comparison with splenectomy. Oncologist. 2013；18：190-197.

[116]Williams ME，Hong F，Gascoyne RD，et al. Rituximab extended schedule or retreatment trial for low tumour burden non-follicular indolent B-cell non - Hodgkin lymphomas：Eastern Cooperative Oncology Group Protocol E4402. Br J Haematol. 2016；173：867-875.

[117]Neelapu SS，Locke FL，Bartlett NL，et al. Axicabtagene Ciloleucel CAR T-Cell Therapy in Refractory Large B-Cell

Lymphoma. N Engl J Med. 2017; 377: 2531–2544.

[118]Locke FL, Ghobadi A, Jacobson CA, et al. Long–term safety and activity of axicabtagene ciloleucel in refractory large B–cell lymphoma (ZUMA–1): a single–arm, multicentre, phase 1–2 trial. Lancet Oncol. 2019; 20: 31–42.

[119]Sehn LH, Chua N, Mayer J, et al. Obinutuzumab plus bendamustine versus bendamustine monotherapy in patients with rituximab–refractory indolent non–Hodgkin lymphoma (GADOLIN): a randomised, controlled, open–label, multicentre, phase 3 trial. Lancet Oncol. 2016; 17: 1081–1093.

[120]Vanazzi A, Grana C, Crosta C, et al. Efficacy of ^{90}Yttrium–ibritumomab tiuxetan in relapsed/refractory extranodal marginal–zone lymphoma. Hematol Oncol. 2014; 32: 10–15.

[121]Sacchi S, Marcheselli R, Bari A, et al. Safety and efficacy of lenalidomide in combination with rituximab in recurrent indolent non–follicular lymphoma: final results of a phase Ⅱ study conducted by the Fondazione Italiana Linfomi. Haematologica. 2016; 101: e196–199.

[122]Opat S, Tedeschi A, Linton K, et al. The MAGNOLIA Trial: Zanubrutinib, a Next–Generation Bruton Tyrosine Kinase Inhibitor, Demonstrates Safety and Efficacy in Relapsed/Refractory Marginal Zone Lymphoma. Clin Cancer Res. 2021; 27 (23): 6323–6332.

[123]Deng L, Li Z, Zhang H, et al. Orelabrutinib for the treatment of relapsed or refractory marginal zone lymphoma: A phase 2, multicenter, open –label study. Am J Hematol. 2023; 98 (11): 1742–1750.

[124]Flinn IW, Miller CB, Ardeshna KM, et al. DYNAMO: A Phase Ⅱ Study of Duvelisib (IPI–145) in Patients With Refractory Indolent Non–Hodgkin Lymphoma. J Clin Oncol. 2019; 37: 912–922.

[125]Noy A, de Vos S, Thieblemont C, et al. Targeting Bruton tyrosine kinase with ibrutinib in relapsed / refractory marginal zone lymphoma. Blood. 2017; 129: 2224–2232.

[126]Gopal AK, Kahl BS, de Vos S, et al. PI3Kδ inhibition by idelalisib in patients with relapsed indolent lymphoma. N Engl J Med. 2014; 370: 1008–1018.

[127]Strati P, Coleman M, Champion R, et al. A phase 2, multicentre, open-label trial (ACE-LY-003) of acalabrutinib in patients with relapsed or refractory marginal zone lymphoma. Br J Haematol. 2022; 199 (1): 76–85.

[128]Rossi D, Bertoni F, Zucca E. Marginal-Zone Lymphomas. N Engl J Med. 2022; 386 (6): 568–581.

[129]Jacobson CA, Chavez JC, Sehgal AR, et al. Axicabtagene ciloleucel in relapsed or refractory indolent non-Hodgkin lymphoma (ZUMA-5): a single-arm, multicentre, phase 2 trial. Lancet Oncol. 2022; 23: 91–103.

[130]Neelapu SS, Chavez J, Sehgal AR, et al. 3-year follow-up analysis of ZUMA-5: A phase 2 study of axicabtagene ciloleucel (Axi-Cel) in patients with relapsed/refractory (R/R) indolent non-Hodgkin lymphoma (iNHL). Blood 2022; 140: 10380–10383.

[131]Epperla N, Welkie RL, Torka P, et al. Impact of early relapse within 24 months after first-line systemic therapy (POD24) on outcomes in patients with marginal zone lymphoma: A US multisite study. J Hematol Oncol. 2023; 16 (1): 49.

[132]Casulo C. How do you define treatment success in MZL? Blood. 2024; 143 (5): 382–383.

[133]Horwitz S, O'Connor OA, Pro B, Illidge T, Fanale M, Advani R, Bartlett NL, Christensen JH, Morschhauser F, Domingo-Domenech E et al: Brentuximab vedotin with chemo-

therapy for CD30−positive peripheral T−cell lymphoma (ECHELON−2): a global, double−blind, randomised, phase 3 trial. Lancet 2019, 393 (10168): 229−240.

[134]Pro B, Advani R, Brice P, Bartlett NL, Rosenblatt JD, Illidge T, Matous J, Ramchandren R, Fanale M, Connors JM et al: Five−year results of brentuximab vedotin in patients with relapsed or refractory systemic anaplastic large cell lymphoma. Blood 2017, 130 (25): 2709−2717.

[135]Wu M, Wang F, Zhao S, Li Y, Huang W, Nie B, Liu H, Liu X, Li W, Yu H et al: Autologous hematopoietic stem cell transplantation improves survival outcomes in peripheral T−cell lymphomas: a multicenter retrospective real−world study. Ann Hematol 2023, 102 (11): 3185−3193.

[136]Yang P, Cai M, Cao Y, Fan S, Tang W, Ji M, Huang L, Wang F, Zhao W, Niu T et al: Up−front autologous stem cell transplant in peripheral T−cell lymphoma patients achieving complete response after first−line treatment: A multicentre real−world analysis. Br J Haematol 2024, 204 (4): 1414−1421.

[137]Zhu Y, Wei J, Yang C, Xie W, Tong Y, Yu W−J, Jin J: Chidamide As Maintenance in Peripheral T−Cell Lymphoma for Patients in Response after Induction Therapy: A Single Center Retrospective Study. Blood 2023, 142: 6183.

[138]Shi Y, Dong M, Hong X, Zhang W, Feng J, Zhu J, Yu L, Ke X, Huang H, Shen Z et al: Results from a multicenter, open−label, pivotal phase Ⅱ study of chidamide in relapsed or refractory peripheral T−cell lymphoma. Ann Oncol 2015, 26 (8): 1766−1771.

[139]Horwitz SM, Advani RH, Bartlett NL, Jacobsen ED, Sharman JP, O'Connor OA, Siddiqi T, Kennedy DA, Oki Y: Objective responses in relapsed T−cell lymphomas with sin-

gle-agent brentuximab vedotin. Blood 2014, 123 (20): 3095-3100.

[140]Bossi E, Aroldi A, Brioschi FA, Steidl C, Baretta S, Renso R, Verga L, Fontana D, Sharma GG, Mologni L et al: Phase two study of crizotinib in patients with anaplastic lymphoma kinase (ALK) -positive anaplastic large cell lymphoma relapsed/refractory to chemotherapy. Am J Hematol 2020, 95 (12): E319-e321.

[141]Gao Y, Huang H, Wang X, Bai B, Huang Y, Yang H, Zhang Q, Li Y, Li Y, Zhou M: Safety and efficacy of mitoxantrone hydrochloride liposome in patients with relapsed or refractory peripheral T-cell lymphoma and extranodal NK/T-cell lymphoma: A prospective, single-arm, open-label, multi-center, phase Ⅱ clinical trial. Blood 2020, 136: 36-37.

[142]Damaj G, Gressin R, Bouabdallah K, Cartron G, Choufi B, Gyan E, Banos A, Jaccard A, Park S, Tournilhac O et al: Results from a prospective, open-label, phase Ⅱ trial of bendamustine in refractory or relapsed T-cell lymphomas: the BENTLY trial. J Clin Oncol 2013, 31 (1): 104-110.

[143]O'Connor OA, Pro B, Pinter-Brown L, Bartlett N, Popplewell L, Coiffier B, Lechowicz MJ, Savage KJ, Shustov AR, Gisselbrecht C et al: Pralatrexate in patients with relapsed or refractory peripheral T-cell lymphoma: results from the pivotal PROPEL study. J Clin Oncol 2011, 29 (9): 1182-1189.

[144]Brammer JE, Zinzani PL, Zain J, Mead M, Casulo C, Jacobsen ED, Gritti G, Litwak D, Cohan D, Katz DJ: Duvelisib in patients with relapsed/refractory peripheral T-cell lymphoma from the phase 2 primo trial: results of an interim analysis. Blood 2021, 138: 2456.

[145]Qiu L，Jin J，Cen H，Zhou K，Xu X，Li F，Wu T，Yang H，Wang Z，Li Z：A Study of Linperlisib in the Treatment of Patients with Relapsed and/or Refractory Peripheral T-Cell Lymphoma. Blood 2022，140（Supplement 1）：9395-9396.

[146]Song Y，Malpica L，Cai Q，Zhao W，Zhou K，Wu J，Zhang H，Mehta-Shah N，Ding K，Liu Y et al：Golidocitinib，a selective JAK1 tyrosine-kinase inhibitor，in patients with refractory or relapsed peripheral T - cell lymphoma（JACKPOT8 Part B）：a single-arm，multinational，phase 2 study. Lancet Oncol 2024，25（1）：117-125.

[147]Morschhauser F，Fitoussi O，Haioun C，Thieblemont C，Quach H，Delarue R，Glaisner S，Gabarre J，Bosly A，Lister J et al：A phase 2，multicentre，single-arm，open-label study to evaluate the safety and efficacy of single-agent lenalidomide（Revlimid）in subjects with relapsed or refractory peripheral T-cell non-Hodgkin lymphoma：the EXPECT trial. Eur J Cancer 2013，49（13）：2869-2876.

[148]Zinzani PL，Musuraca G，Tani M，Stefoni V，Marchi E，Fina M，Pellegrini C，Alinari L，Derenzini E，de Vivo A et al：Phase Ⅱ trial of proteasome inhibitor bortezomib in patients with relapsed or refractory cutaneous T-cell lymphoma. J Clin Oncol 2007，25（27）：4293-4297.

[149]Wang L，Mingci C，Huang Y，Xu P，Chen S，Zhao W：Selinexor in Combination with Salvage Regimen for Refractory Peripheral T-Cell Lymphoma（PTCL）Patients. Blood 2023，142：6211.

[150]Liang J，Wang L，Wang X，Cui G，Zhou J，Xing T，Du K，Xu J，Wang L，Liang R et al：Chidamide plus prednisone，cyclophosphamide，and thalidomide for relapsed or refract.

[151]Liu W，Ji X，Song Y，Wang X，Zheng W，Lin N，Tu M，

Xie Y, Ping L, Ying Z et al: Improving survival of 3760 patients with lymphoma: Experience of an academic center over two decades. Cancer Med 2020, 9 (11): 3765-3774.

[152]Advani RH, Skrypets T, Civallero M, Spinner MA, Manni M, Kim WS, Shustov AR, Horwitz SM, Hitz F, Cabrera ME et al: Outcomes and prognostic factors in angioimmunoblastic T-cell lymphoma: final report from the international T-cell Project. Blood 2021, 138 (3): 213-220.

[153]Hapgood G, Savage KJ: The biology and management of systemic anaplastic large cell lymphoma. Blood 2015, 126 (1): 17-25.

[154]Parrilla Castellar ER, Jaffe ES, Said JW, Swerdlow SH, Ketterling RP, Knudson RA, Sidhu JS, Hsi ED, Karikehalli S, Jiang L et al: ALK-negative anaplastic large cell lymphoma is a genetically heterogeneous disease with widely disparate clinical outcomes. Blood 2014, 124 (9): 1473-1480.

[155]Civallero M, Schroers-Martin JG, Horwitz S, Manni M, Stepanishyna Y, Cabrera ME, Vose J, Spina M, Hitz F, Nagler A et al: Long-term outcome of peripheral T-cell lymphomas: Ten-year follow-up of the International Prospective T-cell Project. Br J Haematol 2024.

[156]Zhong HJ, Cheng S, Zhang X, et al. Etoposide, dexamethasone, and pegaspargase with sandwiched radiotherapy in early-stage natural killer/T-cell lymphoma: A randomized phase Ⅲ study[J]. Innovation (Camb), 2023 Apr 13; 4 (3): 100426.

[157]Yamaguchi M, Tobinai K, Oguchi M, et al. Concurrent chemoradiotherapy for localized nasal natural killer/T-cell lymphoma: an updated analysis of the Japan clinical oncology group study JCOG0211[J]. J Clin Oncol, 2012; 30: 4044-

4046.

[158]Sun P, Li Y, Li C, et al. A phase Ⅱ study of sintilimab, anlotinib, and pegaspargase sandwiched with radiotherapy as first-line therapy in patients with newly diagnosed, stage Ⅰ-Ⅱ extranodal natural- killer/T-cell lymphoma[J]. Am J Hematol, 2023 Jul; 98 (7) .

[159]Wang JH, Wang H, Wang YJ, et al. Analysis of the efficacy and safety of a combined gemcitabine, oxaliplatin and pegaspargase regimen for NK/T-cell lymphoma[J]. Oncotarget, 2018; 7: 35412-35422.

[160]Wang X, Zhang L, Liu X, et al. Efficacy and Survival in Newly Diagnosed Advanced Extranodal Natural Killer/T-Cell Lymphoma: A Randomized, Controlled, Multicenter and Open-Labled Study with Ddgp Regimen Versus SMILE Regimen [J]. Blood, 2019, 134: 463.

[161]Wang X, Zhang L, Liu X, et al. Efficacy and Safety of a Pegasparaginase -Based Chemotherapy Regimen vs an L-asparaginase - Based Chemotherapy Regimen for Newly Diagnosed Advanced Extranodal Natural Killer/T-Cell Lymphoma: A Randomized Clinical Trial[J].JAMA Oncol, 2022 Jul 01; 8 (7) .

[162]Hu S, Lin N, Liu J, et al. A Prospective Phase Ⅱ Study of Pegaspargase-COEP Plus Radiotherapy in Patients With Newly Diagnosed Extra-Nodal NK / T-Cell Lymphoma [J]. Front Oncol, 2022; 12.

[163]Wang J, Wei L, Ye J, et al. Autologous hematopoietic stem cell transplantation may improve long-term outcomes in patients with newly diagnosed extranodal natural killer / T-cell lymphoma, nasal type: a retrospective controlled study in a single center[J]. Int J Hematol, 2018; 107: 98-104.

[164]Kwong YL, Kim WS, Lim ST, et al. SMILE for natural killer/

T-cell lymphoma: analysis of safety and efficacy from the Asia Lymphoma Study Group [J]. Blood, 2012; 120: 2973-2980.

[165]淋巴瘤诊疗指南（2022年版）[J]. 中国肿瘤临床与康复，2023，30（03）：135-158.

[166]Bruce D, Cheson, Richard I, Fisher, Sally F, Barrington et al. Recommendations for initial evaluation, staging, and response assessment of Hodgkin and non-Hodgkin lymphoma: the Lugano classification.[J].J Clin Oncol, 2014, 32: 3059-3067.

[167]Fajgenbaum D.C., et al., International, evidence-based consensus diagnostic criteria for HHV-8-negative/idiopathic multicentric Castleman disease. Blood, 2017. 129 (12): p. 1646-1657.

[168]中华医学会血液学分会淋巴细胞疾病学组，中国抗癌协会血液肿瘤专业委员会，中国Castleman病协作组. 中国Castleman病诊断与治疗专家共识（2021年版）. 中华血液学杂志，2021，42（07）：529-534.

[169]van Rhee F., et al., International evidence-based consensus diagnostic and treatment guidelines for unicentric Castleman disease. Blood Adv, 2020. 4 (23): p. 6039-6050.

[170]Iwaki N., et al., Clinicopathologic analysis of TAFRO syndrome demonstrates a distinct subtype of HHV-8-negative multicentric Castleman disease. Am J Hematol, 2016. 91 (2): p. 220-6.

[171]Zhang L., et al., A national, multicenter, retrospective study of Castleman disease in China implementing CDCN criteria. Lancet Reg Health West Pac, 2023. 34: p. 100720.

[172]van Rhee F., et al., International, evidence-based consensus treatment guidelines for idiopathic multicentric Castleman disease. Blood, 2018. 132 (20): p. 2115-2124.

[173]Yin X., et al., Rituximab-bortezomib-dexamethasone induce high response rates in iMCD in clinical practice. Br J Haematol, 2023. 203 (5): p. 803-806.

[174]Liu J, Han S, Ding J, et al., COX2-related multicentric mixed-type Castleman's disease in a young man. Nat Clin Pract Oncol. 2005-07-01; 2 (7): 370-5; quiz 376.

[175]Vargo JA, Gill BS, Balasubramani GK, et al. What is the optimal management of early-stage low-grade follicular lymphoma in the modern era? Cancer, 2015, 121: 3325-3334.

[176]Wu Y, Liu X, Imber BS, et al. Influence of age on long-term net survival benefit for early-stage MALT lymphomas treated with radiotherapy: an analysis of the SEER database (2000-2015). Radiother Oncol. 2022; 173: 179-187.

[177]Yang Y, Zhu Y, Cao JZ, et al. Risk-adapted therapy for early-stage extranodal nasal-type NK/T-cell lymphoma: analysis from a multicenter study. Blood, 2015, 126: 1424-1432.

[178]Yang Y, Cao JZ, Lan SM, et al. Association of improved locoregional control with prolonged survival in early-stage extranodal nasal-type NK/T-cell lymphoma. JAMA Oncol, 2017, 3 (1): 83-91.

[179]Qi SN, Yang Y, Zhang YJ, et al. Risk-based, response-adapted therapy for early-stage extranodal nasal-type NK/T-cell lymphoma in the modern chemotherapy era: A China Lymphoma Collaborative Group study. Am J Hematol, 2020, 95 (9): 1047-1056.

[180]Liu X, Zhang LL, Qu BL, et al. Evidence of cure for extranodal nasal-type natural killer/T-cell lymphoma with current treatment: an analysis of the CLCG database. Haematologica, 2023, 108 (9): 2467-2475.

[181]Radford J, Illidge T, Counsell N, et al. Results of a trial of PET-directed therapy for early-stage Hodgkin's lymphoma. N

Engl J Med, 2015, 372: 1598-1607.

[182]Raemaekers JM, Andre MP, Federico M, et al. Omitting Radiotherapy in Early Positron Emission Tomography-Negative Stage I/II Hodgkin Lymphoma Is Associated With an Increased Risk of Early Relapse: Clinical Results of the Preplanned Interim Analysis of the Randomized EORTC/LYSA/FIL H10 Trial. J Clin Oncol, 2014, 32: 1188-1194.

[183]Olszewski AJ, Shrestha R, Castillo JJ. Treatment selection and outcomes in early-stage classical Hodgkin lymphoma: analysis of the National Cancer Data Base. J Clin Oncol, 2015, 33: 625-633.

[184]Qi SN, Li YX, Specht L, et al. Modern radiation therapy for extranodal nasal-type NK/T-cell lymphoma: risk-adapted therapy, target volume and dose guidelines from the International Lymphoma Radiation Oncology Group. Int J Radiat Oncol Biol Phys. 2021; 110 (4): 1064-1081.

[185]Wang X, Liu X, Zhong QZ, et al. Decreased lymphoma-related deaths and improved long-term relative survival with radiotherapy for early-stage diffuse large B-cell lymphoma in the rituximab era. Radiother Oncol, 2023; 188: 109902.

[186]YaoS, WangY, SunY, et al. Epidemiological investigation of hemophagocytic lymphohistiocytosis in China[J]. Orphanet J Rare Dis, 2021, 16 (1): 342.

[187]Lehmberg K, Nichols K E, Henter J I, et al. Consensus recommendations for the diagnosis and management of hemophagocytic lymphohistiocytosis associated with malignancies [J]. Haematologica, 2015, 100 (8): 997-1004.

[188]Henter J I, Horne A, Arico M, et al. HLH-2004: Diagnostic and therapeutic guidelines for hemophagocytic lymphohistiocytosis[J]. Pediatr Blood Cancer, 2007; 48 (2): 124-131.

[189]中国抗癌协会淋巴瘤专业委员会中华医学会血液学分会淋巴细胞疾病学组中国噬血细胞综合征专家联盟.淋巴瘤相关噬血细胞综合征诊治中国专家共识（2022年版）[J].中华医学杂志，2022，102（24）：1794-1801.

[190]Henter JI，Samuelsson-Horne A，Arico M，et al. Treatment of hemophagocytic lymphohistiocytosis with HLH-94 immunochemotherapy and bone marrow transplantation[J]. Blood，2002；100（7）：2367-2373.

[191]Wang Y，Huang W，Hu L，et al. Multicenter study of combination DEP regimen as a salvage therapy for adult refractory hemophagocytic lymphohistiocytosis[J]. Blood，2015；126（19）：2186-2192.

[192]Pi Y，Wang J，Zhou H，et al. Modified DEP regimen as induction therapy for lymphoma-associated hemophagocytic lymphohistiocytosis：a prospective，multicenter study[J]. J Cancer Res Clin Oncol. 2022；Epub ahead of print.

[193]Meng G，Wang Y，Wang J，et al. The DEP regimen is superior to the HLH-1994 regimen as first-line therapy for lymphoma-associated haemophagocytic lymphohistiocytosis[J]. Leuk Lymphoma，2021；62（4）：854-860.

[194]La Rosée P. First prospective clinical trial in adult HLH[J]. Blood，2015；126（19）：2169-71.

[195]Jiayu Z.，Zhang Q. Hepatitis B virus-associated diffuse large B cell lymphoma：epidemiology，biology，clinical features and HBV reactivation. Holist Integ Oncol 2，38（2023）.

[196]中国研究型医院学会生物治疗学专委会.CAR T细胞治疗NHL毒副作用临床管理专家共识[J].转化医学杂志2021年10卷1期，1-11页，ISTIC，2021.

[197]Lee DW，Santomasso BD，Locke FL，Ghobadi A，Turtle CJ，Brudno JN，Maus MV，Park JH，Mead E，Pavletic S，Go WY，Eldjerou L，Gardner RA，Frey N，Curran KJ，

Peggs K, Pasquini M, DiPersio JF, van den Brink MRM, Komanduri KV, Grupp SA, Neelapu SS. ASTCT Consensus Grading for Cytokine Release Syndrome and Neurologic Toxicity Associated with Immune Effector Cells. Biol Blood Marrow Transplant. 2019 Apr; 25（4）: 625-638.

[198]Lei W, Xie M, Jiang Q, Xu N, Li P, Liang A, Young KH, Qian W. Treatment-Related Adverse Events of Chimeric Antigen Receptor T-Cell（CAR T）in Clinical Trials: A Systematic Review and Meta-Analysis. Cancers（Basel）. 2021 Aug 3; 13（15）: 3912.

[199]Pennisi M, Jain T, Santomasso BD, Mead E, Wudhikarn K, Silverberg ML, Batlevi Y, Shouval R, Devlin SM, Batlevi C, Brentjens RJ, Dahi PB, Diamonte C, Giralt S, Halton EF, Maloy M, Palomba ML, Sanchez-Escamilla M, Sauter CS, Scordo M, Shah G, Park JH, Perales MA. Comparing CAR T-cell toxicity grading systems: application of the ASTCT grading system and implications for management. Blood Adv. 2020 Feb 25; 4（4）: 676-686.

[200]Locke FL, Ghobadi A, Jacobson CA, Miklos DB, Lekakis LJ, Oluwole OO, Lin Y, Braunschweig I, Hill BT, Timmerman JM, Deol A, Reagan PM, Stiff P, Flinn IW, Farooq U, Goy A, McSweeney PA, Munoz J, Siddiqi T, Chavez JC, Herrera AF, Bartlett NL, Wiezorek JS, Navale L, Xue A, Jiang Y, Bot A, Rossi JM, Kim JJ, Go WY, Neelapu SS. Long-term safety and activity of axicabtagene ciloleucel in refractory large B-cell lymphoma（ZUMA-1）: a single-arm, multicentre, phase 1-2 trial. Lancet Oncol. 2019 Jan; 20（1）: 31-42.

[201]Lee DW, Santomasso BD, Locke FL, et al. ASTCT Consensus Grading for Cytokine Release Syndrome and Neurologic Toxicity Associated with Immune Effector Cells[J]. Biol Blood

Marrow Transplant，2019，25（4）：625-638.

[202]Westin JR， To C， Locke FL. Axicabtagene Ciloleucel in Large B-Cell Lymphoma. Reply. N Engl J Med. 2023 Sep 21；389（12）：1152-1153.

[203]Shaikh S， Shaikh H. CART Cell Therapy Toxicity. 2023 Apr 19. In： StatPearls [Internet]. Treasure Island （FL）： StatPearls Publishing； 2025 Jan-.

[204]Chanut M， Herbaux C. Cellules CAR-T lisocabtagene maraleucel en deuxième ligne dans le lymphome non hodgkinien B agressif en rechute précoce ou réfractaire [Lisocabtagene maraleucel CAR-T cells - second line treatment in patients with relapsed or refractory large B cell lymphoma]. Bull Cancer. 2023 Oct； 110（10）： 986-988. French.

[205]Ali S， Kjeken R， Niederlaender C， Markey G， Saunders TS， Opsata M， Moltu K， Bremnes B， Grønevik E， Muusse M， Håkonsen GD， Skibeli V， Kalland ME， Wang I， Buajordet I， Urbaniak A， Johnston J， Rantell K， Kerwash E， Schuessler-Lenz M， Salmonson T， Bergh J， Gisselbrecht C， Tzogani K， Papadouli I， Pignatti F. The European Medicines Agency Review of Kymriah （Tisagenlecleucel） for the Treatment of Acute Lymphoblastic Leukemia and Diffuse Large B-Cell Lymphoma. Oncologist. 2020 Feb； 25（2）： e321-e327.

[206]Deshpande A， Wang Y， Munoz J， Jain P. Brexucabtagene autoleucel： a breakthrough in the treatment of mantle cell lymphoma. Drugs Today（Barc）. 2022 Jun； 58（6）： 283-298.

[207]Gust J， Hay KA， Hanafi LA， Li D， Myerson D， Gonzalez-Cuyar LF， Yeung C， Liles WC， Wurfel M， Lopez JA， Chen J， Chung D， Harju-Baker S， Özpolat T， Fink KR， Riddell SR， Maloney DG， Turtle CJ. Endothelial Activation and Blood-Brain Barrier Disruption in Neurotoxicity after

Adoptive Immunotherapy with CD19 CAR-T Cells. Cancer Discov. 2017 Dec; 7（12）: 1404-1419.

[208]Gust J, Ponce R, Liles WC, Garden GA, Turtle CJ. Cytokines in CAR T Cell-Associated Neurotoxicity. Front Immunol. 2020 Dec 16; 11: 577027.

[209]Karschnia P, Jordan JT, Forst DA, Arrillaga-Romany IC, Batchelor TT, Baehring JM, Clement NF, Gonzalez Castro LN, Herlopian A, Maus MV, Schwaiblmair MH, Soumerai JD, Takvorian RW, Hochberg EP, Barnes JA, Abramson JS, Frigault MJ, Dietrich J. Clinical presentation, management, and biomarkers of neurotoxicity after adoptive immunotherapy with CAR T cells. Blood. 2019 May 16; 133（20）: 2212-2221.

[210]Neelapu SS, Tummala S, Kebriaei P, Wierda W, Gutierrez C, Locke FL, Komanduri KV, Lin Y, Jain N, Daver N, Westin J, Gulbis AM, Loghin ME, de Groot JF, Adkins S, Davis SE, Rezvani K, Hwu P, Shpall EJ. Chimeric antigen receptor T-cell therapy - assessment and management of toxicities. Nat Rev Clin Oncol. 2018 Jan; 15（1）: 47-62.

[211]Fried S, Avigdor A, Bielorai B, Meir A, Besser MJ, Schachter J, Shimoni A, Nagler A, Toren A, Jacoby E. Early and late hematologic toxicity following CD19 CAR-T cells. Bone Marrow Transplant. 2019 Oct; 54（10）: 1643-1650.

[212]Brudno JN, Kochenderfer JN. Toxicities of chimeric antigen receptor T cells: recognition and management. Blood. 2016 Jun 30; 127（26）: 3321-30.

[213]Hill JA, Li D, Hay KA, Green ML, Cherian S, Chen X, Riddell SR, Maloney DG, Boeckh M, Turtle CJ. Infectious complications of CD19-targeted chimeric antigen receptor-modified T-cell immunotherapy. Blood. 2018 Jan 4; 131

（1）：121–130.

[214]Hill JA，Seo SK. How I prevent infections in patients receiving CD19–targeted chimeric antigen receptor T cells for B–cell malignancies. Blood. 2020 Aug 20；136（8）：925–935.

[215]Rejeski K，Wang Y，Albanyan O，Munoz J，Sesques P，Iacoboni G，Lopez–Corral L，Ries I，Bücklein VL，Mohty R，Dreyling M，Baluch A，Shah B，Locke FL，Hess G，Barba P，Bachy E，Lin Y，Subklewe M，Jain MD. The CAR–HEMATOTOX score identifies patients at high risk for hematological toxicity，infectious complications，and poor treatment outcomes following brexucabtagene autoleucel for relapsed or refractory MCL. Am J Hematol. 2023 Nov；98（11）：1699–1710. Epub 2023 Aug 16.

[216]Yakoub–Agha I，Chabannon C，Bader P，Basak GW，Bonig H，Ciceri F，Corbacioglu S，Duarte RF，Einsele H，Hudecek M，Kersten MJ，Köhl U，Kuball J，Mielke S，Mohty M，Murray J，Nagler A，Robinson S，Saccardi R，Sanchez–Guijo F，Snowden JA，Srour M，Styczynski J，Urbano–Ispizua A，Hayden PJ，Kröger N. Management of adults and children undergoing chimeric antigen receptor T–cell therapy：best practice recommendations of the European Society for Blood and Marrow Transplantation（EBMT）and the Joint Accreditation Committee of ISCT and EBMT（JACIE）. Haematologica. 2020 Jan 31；105（2）：297–316.

[217]Bernardes M，Hohl TM. Fungal Infections Associated With the Use of Novel Immunotherapeutic Agents. Curr Clin Microbiol Rep. 2020 Dec；7（4）：142–149.

[218]Wei J，Zhu X，Mao X，Huang L，Meng F，Zhou J. Severe early hepatitis B reactivation in a patient receiving anti–CD19 and anti–CD22 CAR T cells for the treatment of diffuse large B–cell lymphoma. J Immunother Cancer. 2019 Nov 21；7

（1）：315.
[219]Yang C，Xie M，Zhang K，Liu H，Liang A，Young KH，Qian W. Risk of HBV reactivation post CD19-CAR-T cell therapy in DLBCL patients with concomitant chronic HBV infection. Leukemia. 2020 Nov；34（11）：3055-3059.
[220]Strati P，Nastoupil LJ，Fayad LE，Samaniego F，Adkins S，Neelapu SS. Safety of CAR T-cell therapy in patients with B-cell lymphoma and chronic hepatitis B or C virus infection. Blood. 2019 Jun 27；133（26）：2800-2802.
[221]中国抗癌协会血液肿瘤专业委员会，中华医学会血液学分会.靶向B细胞和浆细胞的CAR-T细胞治疗中防治乙型肝炎病毒再激活的中国专家共识（2021年版）[J].中华血液学杂志，2021，42（6）：6.
[222]Cotangco K，Manrriquez EN，Salani R. Rapidly progressing vulvar soft tissue infection as a result of severe hypogammaglobulinemia following CAR T-cell therapy. Gynecol Oncol Rep. 2022 May 31；42：101016.
[223]Yakoub-Agha I，Chabannon C，Bader P，Basak GW，Bonig H，Ciceri F，Corbacioglu S，Duarte RF，Einsele H，Hudecek M，Kersten MJ，Köhl U，Kuball J，Mielke S，Mohty M，Murray J，Nagler A，Robinson S，Saccardi R，Sanchez-Guijo F，Snowden JA，Srour M，Styczynski J，Urbano-Ispizua A，Hayden PJ，Kröger N. Management of adults and children undergoing chimeric antigen receptor T-cell therapy：best practice recommendations of the European Society for Blood and Marrow Transplantation（EBMT）and the Joint Accreditation Committee of ISCT and EBMT（JACIE）. Haematologica. 2020 Jan 31；105（2）：297-316.
[224]Howard SC，Trifilio S，Gregory TK，Baxter N，McBride A. Tumor lysis syndrome in the era of novel and targeted agents in patients with hematologic malignancies：a systematic review.

Ann Hematol. 2016 Mar；95（4）：563-73.

[225]Cheson BD，Heitner Enschede S，Cerri E，Desai M，Potluri J，Lamanna N，Tam C. Tumor Lysis Syndrome in Chronic Lymphocytic Leukemia with Novel Targeted Agents. Oncologist. 2017 Nov；22（11）：1283-1291.

[226]Lee DW，Santomasso BD，Locke FL，Ghobadi A，Turtle CJ，Brudno JN，Maus MV，Park JH，Mead E，Pavletic S，Go WY，Eldjerou L，Gardner RA，Frey N，Curran KJ，Peggs K，Pasquini M，DiPersio JF，van den Brink MRM，Komanduri KV，Grupp SA，Neelapu SS. ASTCT Consensus Grading for Cytokine Release Syndrome and Neurologic Toxicity Associated with Immune Effector Cells. Biol Blood Marrow Transplant. 2019 Apr；25（4）：625-638.

[227]中国营养学会.中国居民膳食指南：2023版[M].北京：人民卫生出版社，2023：1-100.

[228]李融融，于康，中国营养学会肿瘤营养管理分会.恶性肿瘤患者康复期营养管理专家共识（2023版）.中华临床营养杂志，2023，31（02）：65-73.

[229]中国抗癌协会肿瘤营养专业委员会,中华医学会肠外肠内营养学分会.血液系统肿瘤患者的营养治疗专家共识.肿瘤代谢与营养电子杂志，2022，9（2）：185-188.

[230]以功能障碍为中心的中国癌症患者运动康复专家共识。中国康复医学杂志，2023，36（1）：1-7.